AF453949

MÉMOIRE

SUR

LA RÉTENTION D'URINE.

MÉMOIRE

SUR

LA RÉTENTION D'URINE,

PRODUITE

PAR LES RÉTRÉCISSEMENS DU CANAL DE L'URÈTRE,

OU

PARALLÈLE des trois principales méthodes qui ont été employées, jusqu'à ce jour, pour le traitement de cette maladie ; parallèle, dans lequel on prouve, par des faits, la prééminence et l'inoccuité du traitement par le caustique, perfectionné par l'auteur ;

LU A L'INSTITUT DE FRANCE,

PAR A. PETIT,

Docteur en médecine , Membre du Conseil de salubrité publique et de la Société de médecine du département de la Seine ; Chevalier de l'Ordre Royal de la Légion d'Honneur ; ancien Chirurgien interne des hôpitaux civils de Paris , et l'un des collaborateurs du *Dictionnaire des Sciences médicales*.

PRIX , à Paris : 3 fr. 50 cent.

A PARIS,

De l'Imprimerie de P. N. ROUGERON, rue de l'Hirondelle, n.º 22.

1818.

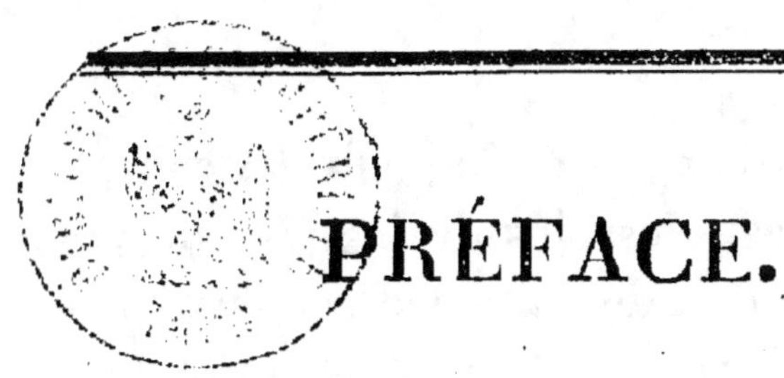

PRÉFACE.

Je livre enfin au public le fruit de dix années d'expériences ; le hasard seul m'a fourni l'occasion de les commencer , le succès m'a encouragé à les suivre avec zèle. Une maladie, qui a fait jusqu'ici le désespoir de la chirurgie, pourra bientôt, je l'espère, être regardée comme une maladie facile à guérir, et rentrer dans le domaine ordinaire de l'art opératoire.

Il était naturel, sans doute, de croire que le caustique, employé comme moyen curatif des rétrécissemens de l'urètre, devait être d'un usage dangereux ; l'imperfection des instrumens, dont on s'est servi jusqu'à ce jour, et je dirai l'imperfection de la méthode suivie dans l'ensemble du traitement, étaient bien propres à justifier l'es-

pèce d'horreur, avec laquelle les chirurgiens français les plus distingués ont repoussé ce mode de traitement, et l'abandon
où il paraît être tombé en Angleterre. Les
expériences que j'ai faites, dans la vue
de perfectionner ce mode de traitement,
m'ont conduit, peu à peu, à faire disparaître tous les inconvéniens dont il était
entaché, et je ne crains pas d'avancer,
qu'entre mes mains, il est devenu bien
supérieur, sous tous les rapports, aux
autres modes de traitemens, et qu'il ne
tardera pas à l'être pour tous les praticiens.

L'importance de l'objet de mon travail,
et les préjugés qui, bien ou mal fondés,
semblaient m'interdire une entreprise,
plus d'une fois taxée de témérité, m'ont
imposé l'obligation de ne rien avancer,
qu'après avoir acquis une certitude complète ; par les mêmes raisons, il devenait
aussi nécessaire de ne produire mon travail au grand jour, qu'après qu'il aurait

reçu l'assentiment des hommes faits pour
en juger ; et à quel corps pouvais-je mieux
m'adresser qu'à l'Institut de France ! et
quels hommes auraient été plus capables
de juger des résultats, que MM. les com-.
missaires nommés dans le sein de cette
société savante ! Le lecteur reconnaîtra
facilement, à la variété et à l'élégance du
style, à la profonde érudition et à l'urba-
nité qui règnent dans le rapport, l'un des
hommes qui honorent le plus la chirurgie
française, le savant professeur qui con-
sacra quarante années de sa vie à soulager,
sur le champ de bataille, les braves que
le fer avait blessés ou mutilés.

Depuis que j'ai lu mon mémoire à l'Institut, je me suis trouvé dans le cas de me
servir de la bougie armée d'un mandrin
courbe, pour faire l'application du caustique sur des obstacles situés profondé-
ment dans l'étendue de la seconde courbure de l'urètre ; les résultats que j'ai
déjà obtenus, sont de nature à me faire

croire qu'il n'y a peut-être pas un seul cas de rétrécissement de l'urètre sans perte de substance, qui ne soit susceptible de guérison par le traitement dont il s'agit.

INSTITUT

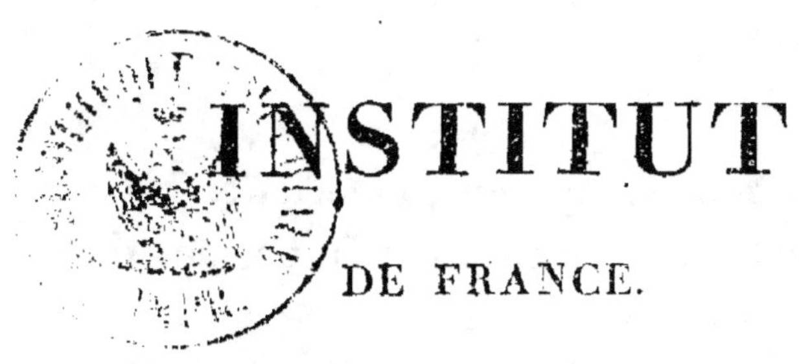

INSTITUT
DE FRANCE.

ACADÉMIE DES SCIENCES.

Le Secrétaire perpétuel de l'Académie certifie que ce qui suit est extrait du procès-verbal de la séance du lundi 22 décembre 1817.

L'Académie ayant entendu, dans la séance du 28 avril dernier, la lecture d'un mémoire sur l'usage du caustique comme moyen de traitement de la rétention d'urine, produite par le rétrécissement du canal de l'urètre, par M. le docteur Petit, membre du conseil de salubrité publique, nous fûmes chargés par elle, M. Duméril et moi, de lui rendre compte de cet écrit, ce que nous n'avons pu faire plutôt, à cause des expériences que nous avons été obligés de suivre ou de faire nous-mêmes

1

pour fixer notre opinion, et éclairer celle de l'Académie sur ce point important de thérapeutique médicale.

Lorsque les médecins de l'antiquité se partagèrent entre eux le corps humain, et que l'un prit les yeux, l'autre les oreilles, celui-ci les mâchoires, celui-là la peau, etc., aucun ne songea à s'emparer de l'urètre; c'est que la syphilis, inconnue jusqu'alors, n'avait pu encore faire de ce canal le meilleur lot de tous : il y eut des oculistes, des acoustiques, des cosmétistes, des dentistes, vingt siècles avant qu'il n'y eût des canaliculeux, *medici canaliculosi*, comme les a ironiquement appelés Haller, et ce ne fut que quelque temps après la désastreuse expédition de Charles VIII dans le royaume de Naples, que s'établit cette nouvelle classe de guérisseurs.

GALLIEN avait bien parlé de fonguosités de l'urètre qui rendent difficile l'émission de l'urine, et exigent quelquefois l'usage de la sonde; mais cette affection était trop rare de son temps, pour qu'elle eût pu exciter l'attention spéciale, et le génie spéculatif des médecins de Rome, presque tous Grecs, *græculi*, et par conséquent avides de lucre et de célébrité. Il était tout simple que la carrière s'ouvrit là même où le mal avait éclaté, et ce fut à Naples qu'on commença à s'y jeter.

ALFONSO FERRI, qui était dans cette ville, s'empara le premier du sujet, et publia en 1550 un petit traité latin intitulé : *de Callo et Carunculis*, etc., dans lequel il a laissé peu de choses à dire, et même à découvrir à ses successeurs. Il le dédia à Philippe Archinti, qu'il avait guéri de cette maladie, dans le traitement de laquelle, quoique généralement heureux, il ne s'enrichit pas. Il en fut autrement de Lacuna, qui pilla le bon Ferri, et, au moyen de sa méthode, guérit le Pape Léon X, d'autres disent Jules III, qui le créa chevalier de la Toison d'Or, et le fit comte palatin, honneurs auxquels le cardinal Bombadille, qui reçut de Lacuna le même service, ajouta 4000 écus d'or. Le cardinal Bemba, le tendre ami de Raphaël , était aussi devenu celui de Fracastor, qui lui ayant rendu la liberté du canal, fit hommage à son éminence de son beau poëme sur la syphilis, comme dans la suite l'abbé Claude Quillet dédia le sien sur l'art de faire de beaux enfans, ou Callipédie, au cardinal de Mazarin. Des esprits médiocres eussent repoussé de telles dédicaces, ces prélats philosophes les honorèrent tous deux.

Il n'en fallut pas tant pour donner l'éveil aux gens de l'art. Christophe de Vega de Salamanque pilla à son tour Lacuna, et comme lui s'enrichit en traitant les maladies de l'urètre : parmi les Espagnols, ses ennemis, ou plutôt des plaisans de son temps, disaient qu'il faisait pisser de l'or à ses malades : *aurum ægros mingere satagebat*, c'est ce qu'on a dit de bien d'autres après de Véga; et il faut convenir que pour plusieurs, le canal de l'urètre a été un vrai Potose. Il est inutile de parler des Roncali, des Moreyra, des Bénévoli, qui firent, tour à tour, fortune avec leurs bougies. C'était avec des bougies de différentes compositions qu'on opérait les guérisons, et chacun d'eux avait les siennes auxquelles il s'efforçait d'attirer la préférence du public : celles d'un de nos compatriotes appelé d'abord Jean le Français, *Joannes Gallus*, eurent tant de succès en Italie où il s'était établi, qu'on en surnomma l'auteur Jean des Bougies, *Joannes a Cereollis*. On croit que le secret en fut acheté par Charles IX, sur la proposition de Mazille, de ce premier médecin que Catherine voulait faire pendre pour avoir appelé trop tard *Pietre* et *Duret*, lors de la maladie dont mourut ce prince; mais ce secret ne fut que très-rarement utile hors des mains de Jean, qu'on accusa pour cela, de n'avoir pas donné le véritable; tellement que notre bon Henri, de son naturel galant un peu aventureux, n'ayant pu être soulagé d'une difficulté d'uriner causée par un rétrécissement ou une caroncule de l'urètre, on fut obligé de recourir à Théodore Mayerne Turquet, qui avait connu en Espagne la méthode de Véga, ou plutôt celle d'Alphonse Ferri, lequel Turquet s'ouvrit un passage à travers l'obstacle, avec un stilet piquant de jonc, *pinguente scirpo*, et le détruisit par l'emploi consécutif des bougies : ce fut en 1603 que Mayerne fit cette belle cure, et le 5 décembre même année, une censure de la faculté de médecine de Paris, le déclara indigne d'exercer la médecine, *propter temeritatem, impudentiam et ignorantiam.*

Il paraît que Henri IV eut une récidive et qu'il fut cette seconde fois traité par Guillaume Loyseau, qui employa la poudre de sabine dont l'impression causa au Roi des douleurs vives, des vomissemens et de la fièvre. Ce Loyseau, chirurgien de Bordeaux, ou de Bergerac, est soupçonné

de s'être vanté à tort, et du fait et du succès. Quoi qu'il en soit, l'antériorité de l'u-
sage des bougies caustiques ne lui appar-
tient nullement. Dix auteurs bien autrement recommandables les avaient indi-
quées avant lui et avaient mieux su les
choisir.

Et notre Ambroise Paré ne connais-
sait-il pas les bougies? il les appelait can-
delettes, et il savait très-bien s'en servir.
On en fabriquait chez tous les pharmaciens,
sans prétention, comme sans mystère, lorsque *Daran* fit retentir la France et l'Europe du bruit de celles prétendues de son
invention, et en établit de toutes parts des
dépôts, vers lesquels la mode et des conseils intéressés entraînèrent bientôt tous
les malades. Ce fabriquant, vrai canaliculeux, fit des livres, et obtint une renom-
mée incroyable. On sait la réponse ingé-
nieuse et plaisante que fit un seigneur de
la cour de Louis XV à la reine Marie
Leczinska, qui voulait absolument savoir

ce que c'était que ce Daran, et pourquoi il faisait tant de bruit : cet homme, dit-il, veut nous faire croire que les vessies sont des lanternes; mais ce qu'on ignore peut-être, c'est que son neveu le tourmentant, depuis long-temps, pour qu'il prît des actions sur le canal de Languedoc, Daran lui répondit un jour : « Mon neveu, canal pour canal, tenons-nous en à celui de l'urètre, il en vaut bien un autre »; et en effet, il lui faisait gagner plus de 60, 000 fr. par an. Mais cette propriété fut à la fin troublée par l'entreprise même, à laquelle il avait d'abord refusé de s'associer, et bien plus encore, par un sieur André qui, voulant aussi faire prévaloir des bougies que, soi-disant, il avait découvertes, ou plutôt faire fortune comme Daran, attaqua celui-ci dans un gros volume, fit en même temps la guerre aux Anglais Dibon et Cantwel, qui comme lui vendaient des bougies, et obtint du ministre d'Argenson de faire éprouver à l'hôtel des Invalides celles de sa façon,

que le chirurgien Boucquot trouva un peu
meilleures que les autres.

Ces bougies étaient cathérétiques ; elles
avaient le défaut très-grave de cautériser
plus ou moins le canal, partout où elles
étaient en contact avec lui. Dans la suite
on ne les rendit telles qu'à leur extrémité,
laquelle arrêtée, et séjournant sur l'obstacle, pouvait à la longue le détruire,
mais faisait plus ordinairement le simple
office de dilatant.

Quelques chirurgiens (car alors un ar-
rêt du parlement avait abusivement mis
les chirurgiens en possession exclusive du
traitement des maladies vénériennes) cal-
culaient la profondeur de l'affection uré-
trale, et ne rendaient caustique la bougie
qu'à l'endroit de l'urètre correspondant à
ce point où, si la bougie était cathérétique
dans toute sa longueur, ils la couvraient
d'un enduit particulier, qui ne devait, selon
eux, se fondre que vis-à-vis l'affection du
canal. C'étaient de très-mauvais calculs,

et rarement les malades retiraient-ils quelques fruits de ces procédés. Ce qui, en général, leur réussissait le moins mal, c'é-
taient les moyens dilatans de toutes espèces
que les bougies et les sondes flexibles de
gomme élastique ont remplacés depuis 45
ans, avec l'avantage que personne n'ose
contester, car on ne croit plus, comme autrefois, à l'existence des ulcères, des carnosités, etc., dans l'urètre. Cowper et Freind,
les premiers, apprirent à en douter, et des
milliers d'observations d'anatomie pathologique ont changé ce doute en certitude.
On rencontre de temps en temps quelques
brides ou petites colonnes qui traversent le
canal; quelques productions membraneu-
ses en forme de valvules qui s'y sont formées en différens sens, quelques points,
dans son trajet où les parois sont épaissies
et plus ou moins proéminentes, et trop
souvent une étendue considérable de sa
surface qui est tellement rétrécie et endur-
cie, qu'en l'examinant sur le cadavre,

comme nous avons eu de fréquentes occasions de le faire, on a peine à concevoir comment dans un tel état de choses, les urines ont encore pu couler.

Voilà ce qui a déterminé M. Petit à employer le moyen qui fait le sujet de son mémoire. Il faut dans ce cas, déblayer et même rouvrir le passage aux urines, et vaincre, à tout prix, les obstacles qui le bouchent en partie et menaçent de l'obstruer. Or, il n'y a de remèdes certains contre cette redoutable affection, que le cautère potentiel, lequel le céderait encore en efficacité au cautère actuel, si celui-ci pouvait être porté avec toute son activité, et, en toute assurance, jusques sur le mal.

Déjà Alphonso Ferri avait eu cette pensée, dont ses contemporains et ceux qui sont venus ensuite ont fait leur profit sans l'avoir jamais cité, et quelques-uns même sans l'avoir jamais connu. Il commençait par essayer de plusieurs bougies qu'il a décrites et recommandées dans son

ouvrage ; et quand son usage était déci-
dément infructueux, il portait dans une
sonde creuse préalablement introduite dans
le canal, un stilet très-pointu, *specillum
bene perforans*, avec lequel il pénétrait
à travers , soit la callosité, *obcallescen-
tiam*, soit ce qu'il appelait la carnosité,
carunculam. Mais quand aucun de ces
moyens n'avait rempli son attente, il
recourait au caustique mis au bout d'une
bougie ordinaire, lequel caustique était
préparé avec du précipité rouge, l'orpi-
ment, ou du vert-de-gris, incorporé avec
un mucilage. Alors on ne connaissait ni
la potasse caustique, ni le nitrate d'argent
fondu, sans quoi Alphonso aurait donné
la préférence à l'un ou à l'autre, mais surtout au dernier ; c'est ce qu'a fait de notre
temps un célèbre chirurgien de Londres,
John Hunter, qui, dans le traitement dont
il s'agit, a poussé la hardiesse jusqu'à la
témérité, et les succès jusqu'aux prodiges.
Convaincu par d'innombrables dissections,

que presque toutes les difficultés et rétentions d'urine, dont la cause réside dans l'u-
rètre, dépendent du rétrécissement et des
callosités de ce canal, il y portait, à l'extrémité d'un stilet particulier enfermé dans
une sonde creuse, un morceau de pierre
infernale qu'il y laissait séjourner plus ou
moins de temps, qu'il y reportait à plus ou
moins de reprises, et qui brûlant et détrui-
sant tout ce qu'il touchait, se faisait jour à
travers tous les obstacles.

Le rétrécissement ou la coarctation de
l'urètre, aujourd'hui si commune en France, où les empyriques et les ignorans com-
mencent à dominer, l'était dix fois plus en
Angleterre, lorsqu'on y était dans le dangereux usage de prévenir, de faire avor-
ter, de supprimer, plus prématurément, la
blennorrhagie par les injections astringen-
tes et styptiques les plus fortes : aussi *John
Hunter*, malgré quelques accidens qui
avaient fait grand bruit, était-il extrêmement recherché pour cette curation. Son

neveu et élève M. Evérard Home, chirurgien en chef de l'hopital St.-Georges, à
Londres, héritier de la réputation et zéla-
teur de la méthode de son oncle et de son
maître, ne le fut pas moins après la mort de
cet illustre parent ; mais, depuis quelques
années, cette vogue s'est ralentie, soit que
la maladie ait cessé d'être aussi fréquente
par le retour des gens de l'art à de meilleurs
principes dans le traitement de la gonorrhée
virulente, soit qu'on ait trop souvent eu
à se plaindre du procédé, soit enfin que,
connue dans toute l'Angleterre, chaque
homme de l'art se soit cru en état et en droit
de l'employer à son tour.

Quoi qu'il en soit, M. *Home* publia en
1795 un assez gros volume sur la méthode
de Hunter, adoptée, modifiée et mise en
pratique par lui. Il y inséra une foule de faits
recueillis, en preuve des avantages précieux
qu'au fond on ne saurait lui refuser, et il fit
graver plusieurs planches représentant le
canal de l'urètre dans divers états de ré—

trécissement et de *stricture*, pour nous servir de l'expression anglaise. Cet ouvrage fort répandu chez les Anglais, est peu connu parmi nous, et il ne serait pas facile de citer quelques-uns de nos praticiens qui en eussent suivi la doctrine, ou qui l'ayant expérimentée, n'y eussent promptement renoncé.

M. Petit a été plus hardi et plus persévérant; après avoir éprouvé l'inconvénient et l'insuffisance des diverses méthodes qui ont précédé celle de *Hunter* et de *Home*, il s'est attaché à cette dernière, et y a fait des corrections qui la rendent beaucoup plus sûre dans son application, ainsi que dans ses effets.

Cette méthode, telle que M. *Home* l'a décrite dans son ouvrage, consiste à porter dans l'urètre jusqu'à l'endroit où existe l'embarras de ce canal, une bougie emplastique d'une grosseur convenable, et au bout de laquelle est enchâssé un morceau de nitrate d'argent fondu qu'on y a placé,

la bougie étant chaude, et qui n'y est retenu que par le fait du retrait résultant
de son refroidissement. Avec une bougie
ordinaire M. *Home* sonde d'abord la profondeur à laquelle se trouve l'obstacle, et
prépare, en même temps, le canal à l'introduction de l'autre.

On reconnaît ici les procédés de nos anciens, et la différence n'est guères remarquable que dans l'espèce du caustique. Il
est facile de comprendre à quel danger expose ce mode de traitement, et il s'en fal-
lait bien que tout ce qu'a rapporté en sa
faveur M. Home, fût assez rassurant pour
nous.

M. Petit a retracé les dangers dont le
pire serait le décollement du caustique,
par le ramollissement de la bougie et son
séjour dans le canal, d'où il ne serait plus
facile de l'extraire avant qu'il n'y eût exer-
cé des ravages. Il est parvenu à en dé-
pouiller une méthode qui, défectueuse dans
les mains des hommes d'ailleurs extrêmement

ment habiles, qui l'ont accréditée, est devenue dans celles de notre jeune médecin
incomparablement moins imparfaite.

Deux améliorations ont dû se présenter
sans efforts à la réflexion de M. Petit; il
s'agissait, d'abord, d'avoir au lieu d'une
bougie sujette à se ramollir, et à perdre la
consistance nécessaire à sa *manuduction*,
une canule capable de résister, et la sonde
de gomme élastique venait naturellement
s'offrir pour cet objet. Il s'agissait en second lieu, de fixer immuablement la pierre
infernale au bout de cette sonde, comme
dans un porte-crayon, et la chose ne devait pas être plus difficile, en changeant la
forme cylindrique du caustique, et en le
maintenant de plus en plus à sa place, au
moyen d'une substance résineuse en fusion.

C'est ce qu'a fait M. Petit; telle est la mo-
dification, et non comme il l'a dit, sans être
toutefois immodeste, la création nouvelle (1)

____

(1) *Voyez* l'introduction (pag. 25, alinéa 4) et
pag. 63, le second alinéa de la deuxième partie.

dont le mérite, quel qu'il soit, ne peut lui être contesté. Le cas que nous faisons de cet intéressant confrère, nous a fait regretter qu'en l'annonçant dans son mémoire, il n'ait pas tout dit, et qu'il ait eu l'air, plutôt, sans doute, que l'intention, de se réserver quelque chose pour son avantage particulier (1).

Nous ajouterons à ces perfectionnemens

---

(1) Je dois avouer ici que j'ai tout dit ce qu'il était possible de dire sans entrer dans des détails minutieux, qu'on ne pourrait donner que verbalement auprès des malades, à mesure que l'occasion s'en présenterait. Dans toutes les opérations, il y a un *modus faciendi* indépendant des préceptes relatifs au manuel de l'opération, qu'il est impossible de décrire ; ce *modus faciendi* est à l'opérateur, ce que le coup-d'œil est au médecin : voilà tout ce que j'ai gardé pour moi. On pourrait cependant y joindre la sûreté que donne une longue habitude et la ferme persuasion de ne pouvoir agraver l'état des malades, dans quelques circonstances qu'ils se trouvent placés. Je ne puis donc voir dans ce passage du rapport, que l'intention délicate de me conserver une prérogative, qu'il paraît naturel et juste d'accorder à celui qui, par son travail, parvient à un résultat utile.

la manière de faire sortir le caustique à
mesure qu'il s'use, laquelle consiste à ap-
procher de la flamme d'une chandelle,
l'extrémité où est implanté le caustique, à
la rouler entre deux doigts, tandis qu'on
pousse avec douceur le mandrin. Il est juste
encore de faire honneur à M. Petit de l'idée
d'enduire de suif la canule armée, et d'en
couvrir le caustique lui-même, tant pour
faciliter le glissement de l'une, que pour
prévenir les parois saines du canal contre
l'impression de l'autre.

Il nous a paru, à la lecture du mémoire
de M. Petit, et surtout à la vue de ses
opérations, de quelques-unes desquelles
nous avons été témoins, que cette branche
de l'art de guérir, si délicate et si impor-
tante, lui était devenue familière, et que
sans en faire, comme tant de charlatans,
indignes de lui être comparés, son domaine
spécial et exclusif, il était plus que personne en état de la cultiver, et exercer uti-
lement pour tout le monde.

Les observations qu'il a rapportées, les cures bien constatées qu'il a heureusement opérées, celles qu'il obtient chaque jour, chez des malades qu'avant lui, on avait vainement tenté de guérir, tout enfin dépose en faveur du genre de traitement qu'il a adopté et sagement amendé.

Nous n'avions pu lire l'ouvrage de M. *Home* sans une sorte de frayeur, sans un peu d'incrédulité, tant la méthode qu'il y expose nous paraissait périlleuse et incertaine; M. Whately l'avait traitée à peu-près ainsi ; et c'était l'opinion qu'en avaient conçue presque tous les chirurgiens français, qui n'y avaient recours qu'avec une circonspection et une défiance contraires à la fois à sa réussite parmi nous, et à sa propagation dans notre pays. Mais nous pensons autrement depuis que les expériences heureuses de M. Petit nous sont connues, et depuis que nous en avons fait nous-mêmes, avec le même bonheur, chez des individus affectés de rétrécisse-

ment et d'induration de l'urètre, réputés
incurables, (car nous avons osé aussi porter sur ces obstacles le caustique, qui tantôt les a détruits, en conservant et élargis-
sant le canal, et tantôt se frayant un che-
min à travers, a ouvert, pour ainsi dire, une
voie nouvelle aux urines.)

Nous terminerons par une vérité de fait
qu'il importe d'attester ici, parcequ'elle
est difficile à croire; c'est que l'action du
caustique, en apparence si terrible, et
qu'on croit devoir être si douloureuse sur
le canal de l'urètre, se passe ordinairement
sans accidens, et presque sans faire souffrir, surtout si ce mal est chronique et qu'on
ait l'attention de ne rien brusquer. Il n'en
serait pas de même si on voulait se servir
du deutoxide de potassium qu'on peut
dans son état de litescence, ajuster au bout
d'une sonde ou d'une canule, plus com-
modément et plus sûrement encore que le
nitrate d'argent fondu; ce caustique si dé-
litescible irrite, enflamme et porte au loin

ses pernicieux effets, comme nous en avons acquis la fâcheuse preuve, la seule fois que nous nous en soyons servis.

Vos commissaires, rendant à M. Petit la justice qui lui est due, estiment que son travail est d'une utilité réelle, et qu'il pourra faire revenir les gens de l'art de leurs préventions, jusqu'à présent fondées, contre une méthode dont il a réusssi à faire disparaître les inconvéniens les plus graves.

Ils invitent l'Académie à accorder à l'auteur, comme une marque de satisfaction et de bienveillance, l'honorable prérogative d'assister à ses séances.

Signé DUMERIL, PERCY,

Rapporteurs.

L'Académie approuve le rapport et en adopte les conclusions.

Certifié conforme à l'original :
Le Secrétaire perpétuel, Conseiller-d'état, Chevalier de l'Ordre royal de la Légion d'Honneur.　　　CUVIER.

MÉMOIRE

SUR

LA RÉTENTION D'URINE.

INTRODUCTION.

C'EST le sort ordinaire à la plupart des découvertes, que d'être repoussées dès leur naissance, comme des innovations dangereuses ; toutes ont trouvé des détracteurs plus ou moins nombreux, plus ou moins puissans : les unes, nées dans un siècle qui n'était point fait pour elles, n'ont été admises que dans les siècles suivans, où souvent on les a reproduites comme des découvertes nouvelles : les autres émises dans des circonstances plus heureuses, trouvant les esprits disposés à les recevoir, ont triomphé des préjugés et de leurs détracteurs, dans le siècle même qui les a vues naître.

L'histoire de toutes les sciences nous apprend combien les vérités nouvelles ont d'obstacles à vaincre, de préjugés à surmonter avant de recevoir la sanction générale. Cette réserve, et, s'il était possible de dire, cette espèce de réticence de l'esprit humain, si elle se tenoit toujours dans de sages limites, serait un sûr garant contre l'erreur; mais ce n'est point là sa conduite ordinaire : une erreur présentée avec art, souvent le séduit et l'entraîne; il poursuit quelquefois, pendant des siècles, sa brillante chimère, et, après bien des travaux, il est étonné de se retrouver tout à coup au point d'où il était parti.

Cependant, depuis que les Bacon, les Locke, les Condillac ont analysé la marche naturelle de l'entendement humain, depuis qu'ils ont montré que les faits seuls pouvaient servir de fondement aux sciences, les écarts de l'imagination ont été moins fréquens, les erreurs ont eu moins d'empire, et la vérité a trouvé de zélés défenseurs parmi les premiers savans de tous les peuples. Un sage septicisme, également en garde

contre les innovations hasardées , et contre les
préjugés qui pourraient entraver les découvertes,
préside aux décisions des sociétés qui, comme
l'Institut de France, réunissent à un foyer commun tous les genres de lumières. S'il s'agit de
faits nouveaux, c'est au tribunal de l'expérience
qu'elles en réfèrent; c'est au creuset de l'observation qu'elles les épurent, et c'est sur leur reproduction bien constatée qu'elles asseoient leurs
jugemens.

Fondés sur cette heureuse disposition de la société savante qui a bien voulu nous permettre
de lui présenter ce mémoire, nous venons avec
une entière confiance l'entretenir, nous ne di-
rons pas d'une découverte, ni même de faits
nouveaux , mais d'un mode de traitement tour
à tour oublié et reproduit, sous diverses formes ,
et qui paraît encore devoir se replonger dans
l'oubli.

La rétention d'urine, produite par les rétrécissemens du canal de l'urètre, est, sans contredit ,
une des maladies les plus fréquentes qui affligent

l'espèce humaine; toujours dangereuse lorsqu'on l'abandonne à elle-même, elle est souvent un écueil qui atteste l'impuissance de la chirurgie.

De tous temps, les praticiens les plus recommandables ont fixé leur attention, d'une manière spéciale, sur cette maladie ; plusieurs en ont fait une étude particulière dans la vue d'en perfectionner le traitement.

Une observation scrupuleuse de la marche qu'elle suit dans sa formation , des symptômes qui caractérisent son existence, et des circonstances qui ont précédé et accompagné son développement, a fourni tous les élémens sur lesquels on a fondé l'étiologie, le diagnostic et le pronostic de cette maladie. Des expériences nombreuses et variées, entreprises d'après la nature connue ou présumée de cette affection , ont donné naissance à divers modes de traitemens que l'on peut réduire à trois, savoir : 1.º le traitement *par les bougies,* 2.º *par les sondes,* 3.º *par le caustique.*

Les anciens, croyant que les obstacles formés dans l'intérieur du canal et qui s'opposaient au libre cours des urines, étaient des carnosités, durent naturellement recourir aux caustiques pour les détruire : aussi ce moyen est-il un des premiers qui ait été mis en usage. Lorsque dans des temps plus rapprochés de nous, l'anatomie pathologique eut fait voir que ces prétendues carnosités étaient presque toujours des rétrécissemens du canal, résultant d'une inflammation de ses parois terminée par voie d'induration, on s'est occupé de rechercher des moyens propres à dilater le canal, à lui redonner ses dimensions naturelles. C'est pour remplir cette indication qu'on a imaginé l'usage des bougies et des sondes.

Tant qu'on ne connut point les sondes de gomme élastique, qui, par leur flexibilité, peuvent facilement se mouler aux diverses courbures du canal, les bougies préparées avec des substances emplastiques étendues sur de la toile, et celles faites avec des cordes à boyaux, furent presque les seuls corps dilatans dont on se servit ; pendant quelque temps même, on crut que les bougies emplastiques, auxquelles Daran sut donner une grande célébrité, pouvaient recevoir des qualités particulières par l'incorporation de quelques substances reconnues alors pour posséder ce qu'on appelait une *propriété fondante;* mais l'expérience a fait raison de cette prétendue pro·priété : on est parfaitement convaincu aujourd'hui que les bougies fondantes ne fondent rien , et qu'elles agissent, tout-à-fait, à la manière des bougies et des sondes de gomme élastique, c'est-à-dire, comme de simples corps dilatans.

PREMIERE PARTIE.

Examen comparatif des trois modes de traitement.

Pour apprécier à leur juste valeur chacun des trois modes de traitement qui sont employés aujourd'hui pour remédier à l'espèce de rétention d'urine qui nous occupe, il est essentiel d'examiner d'abord, quelle est la véritable nature des obstacles qui se rencontrent dans le canal, et s'il en existe de nature diverse.

Toutes les recherches que nous avons faites sur les cadavres, toutes celles auxquelles différens auteurs se sont livrés prouvent que les obstacles qui se forment dans le canal de l'urètre peuvent être rapportés à deux espéces. L'une, plus rare, consiste en de simples brides ou jetées membraniformes, qui s'étendent en travers d'un point de la paroi interne du canal, à un autre point opposé de la même paroi ; ce sont de véritables fausses membranes, résultats d'une inflammation qui a affecté la membrane muqueuse dont l'intérieur du canal est tapissé.

L'autre, plus commune et qui est aussi le résultat d'une inflammation de cette même membrane et du tissu de l'urètre, est formée de véritables indurations. Cette espèce d'obstacle offre des variétés remarquables : tantôt l'induration est bornée à la membrane muqueuse qui tapisse l'intérieur du canal ; c'est le cas le plus rare ; dans d'autres cas, elle a son siége à la fois dans la membrane muqueuse et dans une partie du tissu

même du canal ; c'est le cas le plus commun ; d'autres fois enfin, l'induration comprend
toute l'épaisseur du canal ; elle est alors sensible au toucher, sous la peau qui recouvre
l'urètre.

Ces indurations occupent tantôt un point peu
étendu d'un côté seulement du canal, d'autres
fois, elles existent dans toute sa circonférence :
ordinairement elles sont solitaires ; quelquefois,
elles sont multiples et placées à des distances
variables; leur étendue n'est, en général, que de
quelques lignes : dans des cas rares , à la vérité ,
elles occupent le canal dans l'espace de un, deux
et trois pouces.

De cette différence dans la nature, l'étendue
et la position des obstacles, doivent naître né-
cessairement des différences dans les résultats qu'il
est possible d'obtenir par les trois modes de traitement dont nous avons parlé : c'est donc en
comparant la manière d'agir de chacun de ces
trois modes avec la nature connue des obstacles,

que nous pourrons déterminer les avantages et les inconvéniens que l'on a à espérer ou à redouter de l'un ou de l'autre.

1.º *Traitement par les bougies.*

Ce traitement consiste à introduire dans l'urètre une bougie fine emplastique ou de gomme élastique, à la faire pénétrer dans l'obstacle et à l'y maintenir à demeure, en la fixant, au moyen d'un ruban de fil ou du coton à mèche que l'on attache à la bougie près de la verge, et que l'on conduit autour de la verge près de la base du gland. Ce lien doit être fixé à la bougie par un nœud simple qu'on assujettit ordinairement par un second nœud; on en dirige ensuite les deux chefs en arrière, le long de la partie inférieure de la verge, jusqu'à la base du gland où l'on fait un nœud simple, pour croiser les chefs que l'on dirige de chaque côté de la vérge, sur laquelle, après avoir fait plusieurs tours, on les fixe, par un nœud simple et un nœud en rosette. Quelquefois, la bougie se trouve assez serrée dans l'obstacle pour qu'on puisse se passer de la fixer; mais nous croyons qu'il est plus prudent de le faire : si la bougie, une fois introduite dans l'obstacle, conserve une longueur telle qu'elle dépasse la verge, on la coupe près du lieu qui sert à la fixer, afin que le malade en soit moins incommodé.

Supposant la bougie placée convenablement, voyons quel sera le résultat de sa présence dans le canal, et quelle action elle va exercer sur l'obstacle.

Pressée d'abord dans le rétrécissement où elle a pénétré, elle devient, de jour en jour, plus libre; alors on doit substituer à cette première bougie une autre plus volumineuse, que l'on fixe de la même manière, et qu'on laisse séjourner dans le canal jusqu'à ce que devenue elle-même trop libre, on soit obligé de lui en substituer une encore plus volumineuse; ce que l'on continue jusqu'au moment où le volume de la bougie dont on fait usage, et celui du jet que forment les urines, indiquent que le canal de l'urètre a repris son premier calibre. Que l'obstacle soit une simple

simple bride plus ou moins large et épaisse, ou qu'il soit formé par une *induration* plus ou moins saillante dans le canal; que cette induration soit limitée ou étendue, qu'elle n'existe que dans un point du canal, ou dans toute sa circonférence, la bougie agit de la même manière; elle écarte les parois du canal; elle en aplatit les saillies, et lui redonne peu-à-peu ses dimensions naturelles.

Le temps que ce traitement exige est généralement fort long; deux, trois, quatre et même six mois sont nécessaires pour parvenir au résultat que l'on désire obtenir, quelles que soient d'ailleurs la nature et l'étendue de l'obstacle : pendant tout ce temps, le malade est assujetti à garder, au moins durant la nuit, et souvent le jour et la nuit, un corps étranger dans l'urètre; il est obligé de retirer la bougie, chaque fois qu'il veut uriner, et de la réintroduire ensuite : dans beaucoup de cas, il est contraint de garder le plus parfait repos, ou bien il ne peut se permettre que de très-petits mouvemens, à moins qu'il ne se serve pas de la bougie dans le cours de la journée.

Inconvéniens attachés à ce mode
de traitement.

1.º Cette nécessité de la vie sédentaire et d'un repos plus ou moins absolu est un inconvénient très-grave du mode de traitement qui nous occupe, surtout si le malade est un vieillard, ou qu'il soit d'une constitution naturellement faible et irritable. En outre, la présence de la bougie, dans le canal, cause souvent l'insomnie, ou au moins, elle produit l'interruption du sommeil, chaque fois que le malade se retourne, un peu vivement, dans son lit.

2.º La nécessité d'ôter la bougie pour uriner est encore, dans quelques cas, un inconvénient d'une assez haute importance, parce que souvent il est plus difficile de l'introduire, après l'avoir ôtée.

3.º Le traitement par les bougies suppose la possibilité de faire pénétrer la bougie dans l'obstacle ; mais cette possibilité n'existe pas toujours ;

il est des cas où le praticien le plus expérimenté,
où le malade le plus patient, le plus opiniâtre à en
tenter l'introduction, échouent complètement;
ces tentatives réitérées, sans fruit, produisent,
en général, une irritation vive et prolongée, du
spasme, et même des accès complets d'une fièvre
nerveuse que l'on a souvent pris pour des accès de
fièvre pernicieuse. L'excrétion des urines devient
alors très-difficile, et l'urètre se resserre, devient
plus étroit, dans les points mêmes où il n'y a pas
d'obstacle. Ce resserrement, qui est tout-à-fait
spasmodique, persévère tant que l'irritation continue; dans quelques cas rares, il est vrai, il se
prolonge et subsiste après que l'irritation est détruite; quelquefois aussi, l'ouverture extérieure
du canal se rétrécit, à un tel point qu'on peut à
peine y introduire la bougie la plus fine. Cette
circonstance est très-fâcheuse; elle rend presque
toujours la maladie incurable.

4.º L'impossibilité de faire pénétrer la bougie
dans l'obstacle n'est pas le seul inconvénient
qu'offre ce mode de traitement; il arrive, assez

l'obstacle, dès qu'on enlève le corps dilatant, l'obstacle revient sur lui-même, et se reproduit dans l'espace de quelques mois ou de quelques semaines, tel qu'il était au moment où l'on a commencé le traitement.

2.° *Traitement par les sondes.*

Ce traitement consiste à franchir de vive force les obstacles que l'on rencontre dans le canal, et à pénétrer immédiatement dans la vessie. Pour cela , on se sert d'une sonde d'argent d'un petit calibre et à parois solides, ou bien d'une sonde à bec conique de l'invention du professeur Boyer. Une fois la sonde introduite, on la laisse à demeure pendant 24 heures, et on lui en substitue une de gomme élastique d'un égal calibre. On fixe la sonde, comme nous l'avons dit, pour les bougies, et on en bouche le pavillon avec un petit cône de bois ; à cette première sonde de gomme élastique, on en fait succéder d'autres plus volumineuses, que l'on renouvelle tous les six , huit ou dix jours, suivant que par leur

séjour , elles agrandissent plus ou moins l'urètre, ce que l'on reconnaît au passage des urines
entre la sonde et le canal ; quelquefois il est
aussi nécessaire , avant ce temps , de retirer la
sonde pour la nettoyer , soit des mucosités
dont sa présence dans la vessie détermine une
sécrétion plus abondante ; soit des matières
lithiques qui s'y déposent et qui empêchent les
urines de s'écouler librement.

Un des avantages du traitement par les sondes
est de donner un libre cours aux urines, du moment où l'on est parvenu à en introduire une jusques dans la vessie, mais cet avantage est le seul
que l'on puisse revendiquer en sa faveur, et les
inconvéniens qui en sont inséparables, sans être
plus nombreux que ceux que nous avons signalés,
en parlant du traitement par les bougies, sont,
au moins, d'une aussi haute importance.

1.° Il nécessite un repos encore plus absolu
que le traitement par les bougies, et la présence
de la sonde est plus difficile à supporter ; quelques individus même ne peuvent pas résister

aux douleurs qu'elle provoque durant les premiers jours du traitement.

2.° Pour parvenir dans la vessie, il faut que la sonde franchisse de vive force tous les obstacles qui se rencontrent dans le canal. Si l'obstacle est une simple bride, ou si étant d'une autre nature, il a peu de dureté et d'étendue, il sera facile à franchir; mais s'il est dur et étendu, et surtout s'il y en a plusieurs, l'opération sera difficile et laborieuse , les douleurs que l'on provoquera seront plus vives et le succès du cathétérisme plus incertain.

C'est dans des cas semblables qu'on a vu échouer la plus grande habileté jointe à une longue habitude , et l'on conçoit facilement , que plus il faut mettre de force à franchir les obstacles , moins on peut apporter de précision à le faire. Des tentatives infructueuses et réitérées de l'introduction de la sonde , peuvent naître tous les accidens que nous avons décrits, en parlant de l'impossibilité où l'on est quelquefois de faire pénétrer la bougie dans l'obstacle. Les accès de fièvre nerveuse sont encore plus à craindre , le spasme local et général se reproduit à un plus haut dégré , et est ordinairement plus difficile à détruire.

5.° Par cela même que les obstacles à franchir offrent quelquefois une grande résistance, on est très-exposé à se *fourvoyer* et à faire de fausses routes , quelques précautions que l'on prenne pour éviter cet accident.

Ces fausses routes se pratiquent de deux manières; tantôt la paroi du canal cède au devant de l'obstacle, et la sonde chemine hors du canal; d'autres fois la sonde, après avoir traversé l'obstacle, est retenue et gênée dans sa direction par l'obstacle même, de manière qu'elle se fourvoye avec une extrême facilité, surtout lorsque, parvenue près du col de la vessie, on est obligé de lui faire exécuter un grand mouvement, pour qu'elle parcoure la courbure que l'urètre forme avant d'atteindre cet organe. Cette dernière espèce de fausse route est la plus dangereuse, parce qu'elle est toujours suivie d'une infiltration d'urine plus considérable, à raison de sa situation relativement à l'obstacle qui, se trouvant placé en avant, oblige les urines à refluer vers le point du canal que la sonde a percé.

La présence habituelle de la sonde dans le canal de l'urètre, y produit plus souvent encore les accidens que nous avons signalés en parlant du traitement par les bougies; soit parce que la dilatation au moyen des sondes est moins graduelle, soit parce qu'elle y séjourne d'une manière plus constante. A cet inconvénient, il faut ajouter celui, plus grand peut-être, qui résulte de sa présence dans la vessie, et dont l'effet est quelquefois de produire une inflammation chronique de la membrane muqueuse qui en tapisse l'intérieur, de donner naissance à un véritable catarrhe de cet organe ; cet accident est surtout à craindre chez les vieillards , chez les personnes d'une constitution irritable, chez celles qui sont sujettes à des éruptions dartreuses. D'autres fois, cette inflammation plus aiguë, plus rapide dans sa marche, donne lieu à des abcès qui se forment entre les membranes dont la vessie se compose, et qui s'ouvrent ordinairement à l'intérieur de cet organe.

Les sondes n'agissant à l'instar des bougies que comme corps dilatans ; il s'en suit que le traitement, sans nécessiter un temps aussi long que celui par les bougies, puisque la dilatation a lieu d'une manière moins graduelle, doit, au moins, être continué pendant deux à trois mois, quels que soient d'ailleurs la nature, l'étendue et le nombre des obstacles.

La récidive de la maladie, si on excepte les cas où l'obstacle n'était qu'une simple bride, est, peut-être, plus fréquente encore qu'après le traitement par les bougies, et, en général, elle a lieu plus rapidement, par cela même que la dilatation du canal a été moins graduelle ; nous avons vu des malades qui, quinze jours après avoir porté les sondes du plus gros calibre, ne pouvaient presque plus uriner, ou urinaient aussi mal qu'avant de commencer le traitement.

3.° *Traitement par le caustique.*

Ce traitement paraît avoir été mis en usage, pour la première fois, par Guillaume Loiseau, chirurgien de Bordeaux (1). Henri IV fut un des malades qu'il traita par ce moyen ; on l'accusa à cette occasion, de témérité , on le calomnia ;
» à cause, dit-il (2), de quelque accident qui lui
» survint (au Roi), non pas à cause de sa carno-
» sité, ni des remèdes; mais à cause de quelque
» excès que Sa Majesté avait faits ; tellement
» que, sans un vomissement qui lui survint
» promptement par deux fois, il eût été fort
» mal, de quoi il eut la fièvre trois ou quatre

____

(1) Observations médicales et chirurgicales. Bordeaux , 1617. Ce caustique était une poudre que l'auteur avait composée à Bergerac (pag. 5) ; il incorporait cette poudre dans du beurre frais, et la portait, au moyen d'une canule , jusqu'à la carnosité qui formait obstacle.

(2) *Ibid.* pag. 8.

» jours, et lors mes envieux faisaient courir le
» bruit (jusques dans Paris), que j'étois cause
» du mal du Roi par mes remèdes et instru-
« mens; mais le Roi, assuré de ma fidélité et
» reconnaissant bien que cela venait d'ailleurs,
» me fit la faveur de parler pour moi, et me jus-
» tifia en la présence du duc de Bouillon et de
» plusieurs autres. »

Le succès obtenu par Guillaume Loïscau, sur
une personne aussi éminente, n'attira cependant
aucun partisan à son procédé. (1) Hunter, après
lui, employa avec beaucoup de succès un traitement analogue ; la pierre infernale (nitrate d'argent fondu) était le caustique dont il se servait;
il la portait sur l'obstacle au moyen d'une canule:
dans les dernières années de sa vie, ce célèbre
praticien substitua à la canule une bougie em-

____

(1) Observations médicales et chirurgicales. Bordeaux , 1617. Pag. 11 , l'auteur dit qu'il traita et guérit par les mêmes moyens plusieurs autres individus.
Le traitement dura de cinq à six semaines.

plastique à l'extrémité de laquelle il fixait le caustique.

Home, neveu et successeur de Hunter, s'empara de ce moyen, et lui donna bientôt une grande célébrité, en publiant un ouvrage, où il inséra les nombreuses observations qu'il avait recueillies sur ce sujet; les succès qu'il annonça engagèrent les praticiens les plus recommandables de l'Angleterre à se servir du même procédé, et, en peu de temps, la méthode dite *de Home* parut devoir établir son empire sur les ruines des deux autres méthodes généralement usitées jusqu'alors.

L'instrument, que Home emploie pour appliquer le caustique, est le même que celui dont Hunter se servait dans les dernières années de sa vie; voici de quelle manière se prépare cet instrument (1).

« On prend une bougie emplastique dont on

---

(1) Extrait de l'ouvrage de Home (Biblioth. méd. tom. 6, pag. 10).

» roule une des extrémités sur un petit cylindre
» de fer, de la grosseur du caustique qu'on doit
» lui substituer; cette bougie doit être cylin-
» drique et d'un volume proportionné au dia-
» mètre actuel de l'urètre. Le caustique doit être
» placé de manière que le bout seul se trouve à
» découvert, et qu'enveloppé sur les côtés par la
» substance de la bougie, les parois du canal
» se trouvent, par cette disposition, à l'abri de
» son contact. »

» Pour se servir de cette bougie armée, on
» commence par introduire dans l'urètre une
» bougie simple de même grosseur, pour frayer
» le passage et s'assurer à quelle distance de l'ori-
» fice se trouve le rétrécissement. »

» On marque, avec exactitude, cette distance
» sur la bougie armée du caustique, qu'on in-
» troduit aussitôt qu'on a retiré la bougie non
» armée. La rapidité avec laquelle elle parcourt
» le canal, ne permet pas de craindre pour les
» parois saines de l'urètre, avec lesquelles le

» caustique ne peut guères se trouver en contact,
» puisqu'il occupe la partie centrale de la pointe
» de la bougie , et que cette pointe suit l'axe
» du canal. »

» Cette méthode, dit Home, pratiquée par
» Hunter, dans les dernières années de sa vie, et
» constamment mise en usage depuis dans ma
» pratique, n'a jamais offert le moindre résultat
» désavantageux; elle a été enseignée publique-
» ment dans mes cours; par elle, on parvient fa-
» cilement aux rétrécissemens, dans leur siège
» le plus ordinaire, c'est-à-dire, à la courbure
» du canal de l'urètre. »

Quelques praticiens anglais ont cru mieux
faire que Home, en employant des bougies caustiques fines, capables de pénétrer dans l'obstacle.
Ils incorporaient préalablement le caustique sur
la surface de la bougie, près de sa pointe, dans
une étendue qu'ils supposaient proportionnée à
la longueur de l'obstacle. Après avoir enduit la
bougie d'huile, ils l'introduisaient, la faisaient

pénétrer

pénétrer dans l'obstacle et la laissaient le temps qu'ils jugeaient convenable pour que le caustique pût agir.

Cette manière d'employer le caustique est évidemment défectueuse.

1.° Parce qu'elle suppose la possibilité de pénétrer dans l'obstacle, possibilité qui n'existe pas toujours.

2.° Parce qu'il est très-difficile de déterminer quelle est l'étendue de l'obstacle, et quelle est positivement le point du canal qu'il occupe.

3.° Parce qu'en employant le caustique de cette manière, si l'obstacle n'occupe qu'un des côtés du canal, la partie saine de ses parois se trouvera attaquée et supportera son action aussi bien que l'obstacle.

4.° Parce que le caustique, agissant sur une surface plus étendue, produira plus de douleur, causera plus d'irritation.

Nous n'avons parlé de cette manière d'employer le caustique, que pour montrer qu'un moyen ne saurait être utile, qu'autant qu'on en

(5o)

fait un usage sagement raisonné, qu'en conséquence, le même moyen peut offrir autant d'inconvéniens qu'on peut en retirer d'avantages
réels par la seule manière dont on l'administre.
Le *modus faciendi* est donc en chirurgie, comme
en médecine, d'une très-haute importance pour
le succès d'un traitement, quel que soit d'ailleurs
le moyen que l'on emploie. Nous aurons occasion
de faire ressortir cette vérité, en comparant le
mode de traitement de Hunter publié et préco-
nisé par Home , avec celui que nous avons
l'honneur de présenter à l'illustre société qui
veut bien intervenir, comme juge , dans une
cause aussi intéressante pour l'humanité.

Inconvéniens que l'on reproche au traitement
par le caustique et à la méthode de Home
en particulier.

Si l'on en croit un des jeunes chirurgiens les
plus distingués de la capitale (1), cette méthode

____

(1) Relation d'un voyage fait à Londres , en 1814 ,
par Ph. J. pag. 315.

n'est guère plus préconisée en Angleterre qu'elle
ne l'est en France : « Ceux, dit-il, des chirurgiens
» anglais qui lui accordent encore quelque con-
» fiance, ne la proposent et ne l'admettent que
» pour les cas dans lesquels l'obstacle au libre
» cours de l'urine dans l'urètre, consiste en de
» simples brides formées à la surface interne
» de ce conduit. »

En lisant ce passage, on croirait que le traitement par le caustique est de nouveau exposé, en
Angleterre même, à être replongé dans l'oubli.
Quelle pourrait donc être la cause de cette vogue
passagère dont a joui ce mode de traitement chez
un peuple penseur et réfléchi; et quelle serait la
cause d'une chute aussi rapide! Nous croyons la
trouver cette cause, dans l'abus qu'on en a fait,
soit en l'employant inconsidérément contre des
rétentions d'urine d'une autre nature que celle
qui est produite par les rétrécissemens de l'urètre; soit en n'apportant point tous les ménagemens nécessaires dans l'usage qu'on en a fait,
lors même qu'il était indiqué par la nature de

la maladie. 2.° Nous croyons surtout la trouver dans l'imperfection de la méthode même, qui, telle qu'elle a été publiée par les chirurgiens anglais, laisse beaucoup à désirer sous plusieurs rapports essentiels.

Depuis que le traité de Home, sur l'emploi du caustique, a été connu en France par les nombreux extraits que M. Macmahon en a insérés dans la Bibliothèque médicale, au lieu de répéter parmi nous les expériences faites en Angleterre, et de constater, par de nouveaux faits, la vérité de ceux que Home a publiés, la plupart des praticiens français se sont élevés contre un mode de traitement, qui leur a paru à la fois cruel et rempli d'incertitude et de dangers (1); le raisonne-

____

(1) Le professeur Perci, à qui la science doit tant de travaux utiles, a obtenu des succès marqués de l'emploi du caustique dans le cas dont il s'agit, et nous ne doutons pas que, si des occupations d'une plus haute importance ne l'avaient empêché de se livrer essentiellement à la pratique chirurgicale, ce moyen

ment n'a pas manqué de leur fournir des armes puissantes, et tous les auteurs qui ont écrit, depuis la publication de cet ouvrage, sur les maladies des voies urinaires, ont consacré des chapitres entiers à la réfutation du procédé curatif que Home annonçait avoir employé avec tant de succès. Nous partagions nous-mêmes le préjugé de l'école, et nous croirions encore que le traitement dont il s'agit, est à la fois dangereux, et peu propre à guérir la maladie contre laquelle on l'administre, si nous n'avions été forcés par l'expérience, à reconnaître son utilité réelle, et si nous n'avions été conduit , par la même voie, à lui faire éprouver des modifications qui le mettent à l'abri de toute espèce de dangers, pour peu que le praticien qui s'en sert , apporte de la prudence et quelques ménagemens dans l'usage qu'il en fait.

Les inconvéniens que l'on reproche au traite-

---

curatif n'eût acquis , entre ses mains, toute la perfection dont il est susceptible.

ment par le caustique, ou ce qui revient au même, les objections faites contre la méthode, dite de Home, peuvent se réduire à quatre.

1.º Le traitement par le caustique doit être douloureux, et conséquemment doit exposer le malade à des accidens graves par suite de l'irritation portée sur le canal.

2.º Le caustique peut se détacher de la bougie qui le porte, rester dans le canal et en détruire les parois, ou bien y déterminer une inflammation très-dangereuse.

3.º Les parois du canal peuvent être touchées par le caustique, soit lorsqu'on introduit la bougie, soit lorsqu'on la retire. Un état de spasme peut avoir resserré l'urètre au devant de l'obstacle, et la bougie se trouver conséquemment arrêtée, et agir sur un point du canal qui n'est qu'accidentellement rétréci.

4.º Sous le rapport de la cure radicale, ce traitement n'a aucun avantage sur les autres; la maladie est de même sujette à récidiver.

Pour apprécier à leur juste valeur ces inconvéniens , et déterminer si les reproches que nous venons d'exposer sont fondés ; examinons , 1.° quelle est la manière d'agir du caustique, en supposant que son action ne porte essentiellement que sur l'obstacle; 2.° ce que la méthode de Home a réellement de défectueux , telle qu'il l'a décrite et qu'on l'a généralement employée jusqu'à ce jour.

Manière d'agir du caustique.

Si l'obstacle est une simple *bride*, le caustique produit , sur le point touché de cette bride , une escarre plus ou moins légère , sous laquelle il se forme un peu de suppuration , qui la détache ordinairement dans l'espace de quarante-huit heures; au bout de ce temps, une nouvelle application produit une nouvelle escarre qui, comme la première, se détache et laisse la petite bride amincie d'autant; pour l'ordinaire trois, quatre , ou six applications suffisent pour détruire un obstacle de cette nature , et le malade se trouve guéri.

Si l'obstacle est une *induration*, le produit de l'action du caustique est le même; l'escarre formée se sépare par le même mécanisme; mais ici il y a un autre effet à considérer; la suppuration qui se forme sous l'escarre, ne sert pas seulement à la détacher, elle sert encore à dégorger l'induration et même, dans quelques cas, à en procurer en partie la résolution, en y établissant un nouveau mode d'action. Ainsi les obstacles formés par les indurations se trouvent donc détruits de deux manières, savoir : 1.º par les escarres successives que l'on produit ; 2.º par le dégorgement qui s'opère au moyen de la suppuration; aussi avons-nous remarqué que la suppuration est toujours plus abondante lorsque l'obstacle touché est une induration, que lorsqu'il n'est qu'une simple bride.

De ce double effet de l'action du caustique, il s'en suit que la destruction des obstacles, qui ont une certaine étendue, est généralement moins longue à obtenir qu'on ne serait porté à le croire au premier abord. Ce que l'on conçoit par le raisonnement à cet égard, est prouvé par l'expérience. Aussi, considéré sous le rapport de la longueur du temps que le traitement par le caustique nécessite, a-t-il un avantage marqué sur le traitement par les bougies et par les sondes. Cet avantage est tel, que sur un nombre donné de malades, on peut estimer que le temps nécessaire au traitement par le caustique, est presque de moitié moindre que celui nécessité par les deux autres modes de traitement.

Méthode de Home.

Home place le caustique à l'extrémité d'une bougie emplastique, dont la grosseur est proportionnée au diamètre naturel de l'urètre. Le retrait que prend la bougie, par le refroidissement, est le seul moyen qui serve à le fixer. Il emploie une bougie simple de même nature et d'une égale grosseur pour mesurer la distance à laquelle se trouve l'obstacle, et faciliter l'introduction de la bougie armée.

Mais, 1.º le retrait dont nous venons de parler

est un moyen bien précaire pour fixer le caustique; la moindre chaleur suffit pour relâcher ce
moyen d'union, et on est conséquemment exposé
à voir le caustique abandonner la bougie. Cet
accident est arrivé plusieurs fois à Home lui-
même, et, quoiqu'il assure qu'il n'en est résulté
aucune mauvaise suite, nous croyons que la
seule crainte de voir cet accident se produire,
serait bien propre à intimider l'opérateur et le
malade. Nous avons eu entre les mains des
bougies de Home qu'un de nos malades fit
venir de Londres, nous n'avons pas osé nous
en servir, parce que la moindre chaleur suffi-
sait pour relâcher le caustique.

2.º La bougie emplastique étant susceptible
de se ramollir par la chaleur, il s'en suit que
pour peu qu'elle rencontre de la résistance au
devant de l'obstacle, soit par un follicule mu-
queux qui forme saillie dans le canal, soit parce
qu'il y a un peu de spasme, elle s'arrête vers ce
point, et se fléchissant dans l'urètre, si on presse
un peu pour la faire pénétrer plus avant, on

croit être parvenu à l'obstacle, lorsqu'on en est encore éloigné , et le caustique alors agit sur un point du canal qui n'est pas affecté : en outre, ce peu de solidité fait qu'il n'est pas possible de tendre suffisamment la verge sur la bougie. Ces inconvéniens sont surtout à craindre pendant l'été où les bougies emplastiques offrent déjà beaucoup moins de solidité, à raison de la température plus élevée qui règne. L'expérience nous a prouvé l'existence de ce double inconvénient, aussi avons-nous abandonné les bougies emplastiques.

3.° Le conseil donné par Home d'introduire une bougie préparatoire, bon dans quelques cas, a dans beaucoup d'autres un désavantage réel, parce que souvent l'introduction de la bougie préparatoire produit de la douleur, provoque de l'irritation, et cette irritation , en déterminant du spasme dans le canal , rend quelquefois l'introduction de la bougie armée plus difficile. Nous parlons d'après notre propre expérience, aussi avons-nous beaucoup restreint l'usage de cette bougie préparatoire.

4.º Le caustique, quoique placé au centre de la bougie et entouré de toute part par la substance qui la forme, n'est point entièrement à l'abri du contact des parois du canal , surtout pendant l'introduction ; car les parois de l'urètre étant affaissées et se touchant immédiatement , il est difficile de concevoir comment le caustique situé à l'extrémité de la bougie, pourra ne pas toucher ces parois qu'il concourt à écarter ; à la vérité, ce contact sera léger ; mais il doit avoir lieu, et c'est, en effet, ce que prouve l'expérience.

5.º Lorsque Home a achevé le traitement , il abandonne ses malades, en leur recommandant de passer une bougie de temps en temps , afin d'empêcher la récidive de la maladie ; cette récidive a néanmoins lieu chez la plupart des malades, seulement elle est, en général, beaucoup plus tardive qu'après le traitement par les bougies ou par les sondes.

D'après ce que nous venons de voir de la méthode de Home, les inconvéniens qu'on lui reproche paraissent bien fondés ; il faut cependant en excepter le premier, relatif à la douleur qui est presque nulle chez beaucoup de malades, et généralement très-légère chez tous. Pour ce qui est de l'irritation qu'on croirait devoir être provoquée par la douleur, nous pouvons dire qu'elle est tout à fait nulle, et qu'on n'a point à craindre de voir naître ce spasme, que l'on provoque avec tant de facilité, en cherchant à franchir l'obstacle avec la sonde ou seulement avec une simple bougie. Il semble même, au contraire, que le nouveau mode d'action, porté sur le point rétréci du canal, y détermine une sorte de relâchement qui contribue à faciliter l'écoulement des urines; car nous avons remarqué, en général, qu'après les deux ou trois premières applications, le jet des urines commençait à augmenter sensiblement, quoiqu'il ait fallu, dans plusieurs cas, quinze à vingt applications pour détruire l'obstacle.

Les inconvéniens que nous venons de reconnaître au traitement par le caustique, d'après la méthode de Home, sembleraient donc appartenir plutôt à la manière de l'appliquer qu'à l'action du caustique considérée en elle-même. En effet, cette action, très-connue de tous les praticiens, est toujours limitée au point de contact et peut être aussi légère qu'on le désire.

Tout le monde sait que la douleur qui en résulte est une simple cuisson que l'habitude émousse bientôt; et nous pouvons assurer qu'après les trois ou quatre premières applications, les malades s'accordent à dire qu'ils n'éprouvent pas ou bien peu de douleur.

DEUXIEME PARTIE.

Procédé de Home modifié.

S'il était possible de faire disparaître les inconvéniens de la méthode de Home, c'est-à-dire de trouver, 1.° une bougie qui, à la flexibilité, joignît la solidité nécessaire, qui, conséquemment, ne fût point susceptible de se ramollir par la chaleur; 2.° le moyen de fixer le caustique de manière à ce qu'il fût impossible qu'il abandonnât jamais la bougie; 3.° de garantir complètement les parois de l'urètre de son contact; 4.° de prévenir la récidive de la maladie ; le traitement dont il s'agit deviendrait, ce nous semble, bien préférable à celui par les sondes ou par les bougies ordinaires.

Nous croyons être parvenus au but désiré par la méthode que nous avons adoptée. Les modifications que nous avons fait subir à celle de Home, sont tellement importantes, qu'on pourrait presque regarder notre méthode comme une véritable création. Aussi nous osons espérer qu'un mode de traitement né en France, et dont l'étranger avait presque usurpé l'invention, rentrera dans le domaine de la chirurgie française, et sera une nouvelle preuve de sa supériorité sur celle des autres nations civilisées.

1.° A la bougie emplastique , nous avons substitué une canule de gomme élastique , d'une grosseur égale au diamètre du canal de l'urètre. A l'une des extrémités de cette canule, nous adaptons un petit cylindre de pierre infernale préparée *ad hoc* pour la forme et la et la nature (1), que nous fixons invariablement au moyen d'une substance résineuse en fusion.

2.º Pour faire sortir le caustique à mesure qu'il s'use, nous introduisons dans la canule un mandrin, et, approchant l'extrémité où se trouve le caustique de la flamme d'une chandelle, nous roulons la canule sur son axe en même temps que nous poussons le mandrin avec douceur.

3.º Afin de garantir complètement les parois du canal du contact du caustique, et pour faciliter l'introduction et le glissement de la canule armée, nous couvrons le caustique de suif et nous le laissons refroidir; de cette manière, nous formons à la canule un bout arrondi et plein, analogue à celui des bougies ordinaires : ainsi couvert, nous pouvons porter le caustique jusqu'à l'obstacle, sans qu'il se découvre et même

____

(1) Sa nature doit être telle, qu'elle contienne très-peu d'eau de cristallisation, afin que son action soit moins rapide, et plus limitée.

si par quelques raisons après l'avoir porté, où ne juge pas devoir en faire l'application, on peut encore le retirer immédiatement sans qu'il soit découvert.

4.º Au lieu de bougie préparatoire, nous nous servons d'une sonde de gomme élastique ordinaire, sans mandrin, d'un calibre proportionné à celui du canal. C'est la même sonde qui nous sert à assurer la cure radicale après que les obstacles ont été détruits, s'ils existaient vers le bulbe de l'urètre ; et une bougie emplastique ou de gomme élastique, si les obstacles détruits existaient au devant du bulbe.

Manière de procéder à l'application du caustique.

Si le malade n'a point encore fait usage de sonde ni de bougie ; nous introduisons la sonde préparatoire pour explorer le canal et nous assurer du point qu'occupe l'obstacle. Si le malade paraît sensible au contact de ce corps étranger, nous lui laissons la sonde, en lui recommandant de l'introduire jusqu'à l'obstacle une ou deux fois par jour, pendant trois ou quatre jours, afin d'habituer le canal à son contact et d'en émousser la sensibilité. S'il a déjà fait usage des sondes ou des bougies, et si, sans en avoir fait usage, il paraît peu sensible à l'introduction de la sonde préparatoire, nous procédons immédiatement à l'application du caustique.

Pour cela, étant assis sur une chaise ordinaire, de manière que le jour, ou la lumière nous arrive de côté, nous faisons placer le malade debout devant nous, et saisissant la verge avec le doigt indicateur et le pouce de la main gauche, placés en dessus derrière le gland, nous introduisons avec la main droite la bougie armée couverte de suif et bien huilée, en la faisant glisser rapidement, en même-temps que nous allongeons la verge sur elle ; parvenue à l'obstacle contre lequel elle presse légèrement, nous tenons la verge exactement tendue pendant tout le temps que dure l'application, c'est-à-dire, jusqu'au moment où le malade commence à sentir une légère cuisson , et durant à peu près une demi-minute s'il n'éprouve pas de douleur.

En tenant la verge ainsi allongée et tendue sur la bougie armée, nous réduisons le point rétréci du canal , contre lequel le sommet de la bougie est arrêté à former une sorte d'entonnoir , dont la partie la plus étroite correspond précisément au centre du sommet de la bougie où se trouve le caustique : de cette manière , l'obstacle seul se présente au caustique et en éprouve l'action , dès que le suif qui le recouvre est fondu.

Tous les deux jours, nous faisons une nouvelle application en suivant le même procédé ; nous n'introduisons la sonde préparatoire , qui pour nous serait mieux appelée sonde *exploratrice* , que lorsque l'augmentation du jet des urines indique la destruction prochaine de l'obstacle : cette précaution d'introduire la sonde exploratrice est souvent nécessaire, lorsque l'obstacle se trouve au bulbe de l'urètre ; dans ce cas , il faut aussi toujours avoir le soin de faire les applications légères, et de ne point chercher à pénétrer avec la sonde dans la vessie en la pousssant avec un peu de force, parce que le tissu du bulbe de l'urètre, offrant peu de résistance, pourroit céder au devant de l'obstacle à la seule pression de la sonde, qui, quoique sans mandrin, a néanmoins une solidité assez grande. Il est aussi nécessaire dans le cas dont il s'agit, de faire prendre à la sonde exploratrice un peu de courbure , au moyen d'un mandrin que l'on ne retire qu'au moment où l'on veut se servir de la sonde; cette courbure est utile pour faire parvenir avec facilité la sonde dans la vessie, une fois qu'elle n'est plus arrêtée par l'obstacle.

Phénomènes qui ont lieu durant le traitement.

Ces phénomènes se bornent, 1.° à la cuisson légère qui suit immédiatement l'application du caustique, et qui se dissipe au bout d'un quart-d'heure ou d'une demi-heure. Cette cuisson qui, comme nous l'avons dit, ne se fait pas toujours

sentir, perd chaque jour de son intensité, et fi-
nit souvent par être nulle après plusieurs applications : 2.° un autre phénomène qui a lieu durant tout le cours du traitement, est un écoulement plus ou moins abondant de matières
vraiment purulentes, parmi lesquelles on trouve
ordinairement de petites lames ou lambeaux d'es-
cares. Ces lambeaux, qui ne se détachent que
le lendemain du jour où l'on a fait l'application
du caustique, expliquent pourquoi les urines
coulent toujours plus librement le jour même
de l'opération que le jour suivant.

3.° Lorsqu'il existe plusieurs obstacles, la sensibilité, au contact du caustique, qui s'était
émoussée peu à peu, est tout aussi vive lorsqu'on vient à toucher le second obstacle, que
lorsqu'on a touché le premier pour la première
fois ; cette circonstance prouve, il nous semble,
que l'action du caustique ne porte absolument
que sur l'obstacle.

Il arrive quelquefois, que l'application du
caustique est suivie de l'écoulement d'une pe-

tite quantité de sang. Cette espéce d'hémorra-gie n'est nullement à craindre, et on la provo-que toujours plus facilement, en pressant un peu contre l'obstacle avec la sonde exploratrice, qu'en le touchant avec le caustique; dans quel-ques cas, elle a aussi lieu à la chute de l'escarre; c'est particulièrement lorsque l'obstacle est au bulbe de l'urètre que l'on voit ces petites hémor-ragies, elles sont d'ailleurs, en général, plutôt avantageuses que nuisibles.

Moyen de procurer la cure radicale.

En nous servant du caustique pour détruire les obstacles ou rétrécissemens du canal de l'urè-tre, nous leur avons, en quelque sorte, substi-tué une plaie qui, comme toutes les plaies, tend, en se cicatrisant, à rapprocher ses bords, et conséquemment à rétrécir de nouveau le canal. Pour prévenir cet effet, nous faisons porter au malade, pendant la nuit (1), la sonde

____

(1) Le malade doit garder la bougie, ou sonde pré-paratoire, autant de temps qu'il le peut sans souffrir.

préparatoire , ou une bougie du même calibre, durant tout le temps que la matière purulente, dont nous avons parlé , continue à couler , et même encore quelques jours après qu'elle a entièrement cessé de paraître ; alors la cicatrisation est complète , et la cicatrice s'est formée sur un moule du calibre du canal. On conçoit que, par ce procédé , nous devons d'autant plus facilement obtenir la cure radicale de la maladie, que, par un procédé analogue, on a été assez heureux pour parvenir à former des conduits artificiels au milieu des parties de nature diverse, où il n'en existait point auparavant. Tels sont les conduits factices que l'on a quelquefois établis dans l'épaisseur de la joue pour suppléer au conduit de Stenon , et guérir une fistule salivaire. D'ailleurs la nature elle-même nous apprend , par les nombreuses fistules entretenues par la cicatrisation séparée de leurs parois , que le moyen que nous proposons doit avoir tout le succès désiré. C'est en effet ce que nous a prouvé l'expérience.

Remarques générales relatives à l'usage du caustique.

Si le malade est très irritable, il ne faudra faire l'application du caustique que tous les trois ou quatre jours; cette application du caustique devra être légère , surtout pendant les premiers jours. Si la saison est froide, on aura soin de ne procéder à l'application que dans une pièce suffisamment chauffée , parce que l'exposition, de la verge à un air froid en détermine une sorte de retrait , et produit une diminution dans le calibre actuel de l'urètre. Le matin, lorsque le malade sort de son lit, et le soir, avant qu'il y entre ,sont les deux momens les plus avantageux pour faire l'opération ; on peut néanmoins la faire, sans inconvénient, à toute autre heure de la journée, pourvu que ce soit une heure avant le repas et deux heures après. Dans tous les cas, il est utile que le malade garde le repos au moins pendant une heure immédiatement après avoir été touché.

Cette précaution n'est cependant pas nécessaire, si le malade est insensible à l'action du
caustique, et nous devons remarquer, à cette
occasion, que lorsque le malade ne témoignera
pas de douleur, on ne devra point en conclure
que l'on peut réitérer tous les jours l'application
du caustique, ou la prolonger au-delà du temps
prescrit; parce qu'en agissant ainsi, on accumu-
lerait escarre sur escarre, ou l'on en formerait
une très-épaisse, qui, en se détachant, gênerait
beaucoup, et empêcherait peut-être le cours des
urines. Cet accident est arrivé à un des chirurgiens les plus renommés de la capitale, la première fois qu'il a voulu employer notre mode
de traitement; le malade ne souffrit point, il
crut accélérer la guérison en touchant l'obstacle
tous les jours; mais au bout de cinq jours, il y
eut une rétention complète des urines qui lui fit
renoncer à ce mode de traitement.

Complication de la maladie.

La rétention d'urine, par le rétrécissement

du canal, peut être compliquée de dépôt urineux, de fistules urinaires, de la présence d'un
calcul dans la vessie, et des autres maladies des
voies urinaires. De ces diverses maladies, les dépôts urineux et l'inflammation du corps ou du
col de la vessie sont les seuls qui contre - indiquent le traitement par le caustique, il en est de
même de toute inflammation du canal de l'urètre, quelle que soit la cause qui l'a produite.

Lorsqu'il existe un dépôt urineux, il faut le
couvrir d'un cataplasme émollient, et l'ouvrir
aussitôt qu'on y aperçoit de la fluctuation ; si,
au lieu d'un dépôt, il existe une véritable infiltration d'urine, il faut, si cette infiltration ne se
limite pas, l'arrêter, en lui ouvrant, au moyen
d'un bistouri, une issue vers le point ou les
points infiltrés qui, par leur situation et leur
voisinage du lieu par où les urines s'échappent,
peuvent leur donner un libre passage au dehors.
Une fois que le dépôt ou l'infiltration ont été
combattus convenablement, et qu'à leur place il
ne reste plus qu'une ou plusieurs fistules uri-

naires, on peut procéder sans crainte au traitement par le caustique.

L'espèce de rétention d'urine dont il s'agit,
lorsqu'elle est portée à un haut degré, et particulièrement chez les personnes irritables, est souvent compliquée de véritables accès de fièvre
intermittente nerveuse. Ces accès sont plus fréquens dans les temps froids et humides que dans
les temps chauds : ils sont provoqués, tantôt par
la difficulté même qu'a le malade à uriner, tantôt
par les tentatives qu'il fait pour s'introduire une
bougie et la faire pénétrer dans l'obstacle, tantôt par de mauvaises digestions. La durée des
accès est en général de douze heures, ils com-
mencent par un frisson plus ou moins violent
et prolongé, durant lequel le malade a du délire
et est très-altéré; au frisson succède la chaleur
et la sueur, le délire alors diminue ordinairement par degré. Si la sueur s'établit d'une
manière bien complète, et qu'elle se prolonge
convenablement, elle termine l'accès; mais si,
par une cause quelconque, elle se supprime,

ou n'est pas aussi abondante qu'elle aurait dû l'être ; l'accès se reproduit ou immédiatement ou au bout de quelques heures, et avec autant de violence que la première fois (1)

Le quinquina contribue à éloigner ces accès, à les rendre moins intenses, mais il ne les supprime pas ; il paraît même que dans ce cas, son action salutaire se borne à redonner du ton aux voies digestives, et particulièrement à l'estomac, dont l'état a une très-grande influence sur l'excrétion des urines dans l'espèce de rétention dont il s'agit.

Régime.

Pendant le cours du traitement, les malades peuvent continuer de vaquer à leurs occupations habituelles, seulement, il est nécessaire qu'ils ne se fatiguent pas trop à marcher. Il est

---

(1) Cette espèce de fièvre, purement symptomatique, en a quelquefois imposé aux praticiens les plus habiles pour une fièvre pernicieuse.

inutile de rien changer à leur manière de se
nourrir ; ils doivent néanmoins s'abstenir de
l'usage des liqueurs, du café noir et du vin
pur. Les alimens de facile digestion doivent être
préférés. Il faut qu'ils évitent avec soin les excès
en tout genre, et surtout qu'ils n'usent point
des plaisirs de l'amour, avant que le jet des
urines ait sensiblement augmenté. Si les urines
que rend le malade sont fortes, on doit le mettre
à l'usage d'une boisson délayante, que l'on peut
varier suivant son goût. Le but qu'on se propose, n'étant que de rendre les urines plus
abondantes, et conséquemment plus aqueuses,
moins irritantes, les bains de siége et les bains
entiers, simples ou rendus émolliens, sont très-
utiles pour calmer l'irritation locale lorsqu'il en
existe, et faciliter l'évacuation des urines.

TROISIEME PARTIE.

OBSERVATIONS.

Les faits que nous allons rapporter sont disposés dans l'ordre de date, les premiers seuls

sont décrits avec détail. Nous ne parlons des autres que pour indiquer le temps qu'a duré le traitement, et pour faire connaître quelques circonstances accidentelles, souvent étrangères à la nature de la maladie qui a nécessité l'emploi du caustique ; l'exposition détaillée de ces faits n'offrant rien de remarquable, il aurait été fastidieux de la faire.

Première Observation.

M. ***, âgé de cinquante - cinq ans, d'un tempérament sanguin, nerveux, très-irritable, et fortement constitué, fut affecté, étant aux Grandes Indes, d'une rétention d'urine, occasionnée par un rétrécissement du canal de l'urètre ; cette maladie, abandonnée à elle-même, fit des progrès continuels, et parvint, dans l'espace de dix ou douze ans, à un tel point d'accroissement, que le malade ne pouvait plus uriner qu'étant accroupi, et en faisant des efforts considérables. Dans ces efforts, nous dit-il, je rendais souvent plus de sang par l'anus

que d'urine par la verge. Fréquemment la rétention d'urine devenait complète, et ce n'était
qu'à force de bains et d'applications émollientes
que le malade pouvait parvenir à rendre quelques gouttes d'urine. Forcé de camper dans des
lieux insalubres, et durant la saison des pluies,
le malade fut attaqué d'une fièvre qui, dans le
principe, était régulière et céda à l'usage du
quinquina, devint ensuite irrégulière, et éluda
tous les moyens curatifs. Réduit à l'extrémité
par deux maladies qui s'aggravaient mutuelle-
ment, et dont l'une néanmoins était entièrement
dépendante de l'autre , M. *** se décida à
quitter un pays où il ne trouvait aucun soulagement à ses maux, pour retourner en Europe
où il espérait recouvrer la santé. Ce fut à Londres qu'il débarqua. Là, son premier soin fut
d'appeler un médecin en réputation. Ce médecin l'ayant examiné, lui annonça que la fièvre,
dont il était souvent affecté, n'était pas de son
ressort ; qu'elle dépendait du rétrécissement du
canal de l'urètre, et il lui conseilla de faire deman-

der M. Home, et de lui donner sa confiance.

Home reconnut la cause de la rétention d'u-
rine et de la fièvre irrégulière à laquelle le malade était sujet. Il proposa l'emploi du caustique
qui fut accepté. L'application du caustique fut
faite régulièrement tous les deux jours.

Après les premières applications, la fièvre ne
reparut plus ; les urines coulèrent avec un peu
moins de difficulté.

Le traitement dura environ cinq mois, et il
n'y eut pendant tout son cours aucun accident.
Lorsque les urines sortirent à plein canal, Home
annonça au malade que sa guérison était ache-
vée, et lui recommanda de passer de temps en
temps une bougie dans le canal, afin de prévenir
la récidive de la maladie.

Quelques années après sa guérison, M. ***
quitte Londres, et revient en France, sa patrie ;
il néglige de faire usage des bougies ; le rétrécissement se reproduit, la fièvre irrégulière paraît
de nouveau ; et le malade sentant la nécessité des
secours de l'art, se met entre les mains d'un des
premiers

premiers chirurgiens de Paris, environ douze ans
après avoir subi le traitement par le caustique.

Sur la fin du mois d'octobre 1808, il est soumis à un nouveau traitement. Le chirurgien, au-
quel il se confie, se détermine d'abord à dilater
le canal, au moyen des bougies simples ordinaires ; mais les tentatives qu'il fait pendant
quinze jours environ, pour pénétrer dans l'obstacle, sont infructueuses. Le malade se trouvait
alors dans l'état suivant.

Santé générale assez bonne ; besoins fréquens
de rendre les urines ; excrétion de ce liquide
incomplète, ne se faisant que par un jet fin, souvent bifurqué, et quelquefois seulement goutte
à goutte : urines chargées de mucosités abondantes ; écoulement habituel de mucosités puriformes par la verge. Les digestions laborieuses
rendent l'excrétion des urines plus difficile.

La température froide et humide semble produire un effet analogue. L'influence réciproque
de l'état de l'estomac sur l'excrétion des urines,

et de cette fonction sur l'état de cet organe paraît très-marqué.

Impatient de souffrir et de recevoir des soins infructueux, M. B... se détermine à subir le traitement par la sonde. Le même chirurgien tente le cathétérisme, la sonde est déviée par l'obstacle, et ne peut parvenir dans la vessie. Bientôt après le malade sent en urinant une forte cuisson, qui s'étend de l'origine des bourses le long du périnée, jusqu'à une petite distance au-devant de l'anus, sur le côté droit du raphé. Le même soir, accès complet de fièvre, qui dure environ douze heures. Excrétion des urines plus difficile.

Traitement.

Cataplasme émollient appliqué au périnée ; fomentations de même nature sur la région hypogastrique ; bains de siége.

Le lendemain, l'infiltration urineuse s'étend de l'autre côté du raphé. Le périnée présente une tuméfaction sensible. — *Même traitement.*

La tuméfaction augmente les jours suivans. Un abcès devient manifeste : on l'ouvre à peu près vers sa partie moyenne par une incision longitudinale, presque parallèle au raphé. Il en sort du pus mêlé d'urine : on continue l'usage des mêmes moyens curatifs. Peu à peu les lèvres de la plaie se dégorgent, la tuméfaction du périnée disparaît, et il ne reste bientôt plus qu'une petite ouverture fistuleuse, qui donne de temps en temps issue à quelques gouttes d'urine.

M. se trouvait alors, relativement à l'excrétion des urines, dans le même état qu'avant le le traitement; il était plus affaibli par les souffrances. Une petite crevasse existait dans le canal vers le commencement de l'obstacle, et la petite fistule laissait toujours écouler quelques gouttes d'urine dans le moment où le malade la rendait.

Un autre chirurgien, du premier mérite, chargé du traitement de la maladie, tente plusieurs fois de pénétrer dans l'obstacle, avec une

sonde fine de gomme élastique. Toutes les tentatives sont infructueuses. Il essaye de nouveau
l'introduction des bougies, mais en vain, toutes
sont arrêtées au commencement de l'obstacle,
aucune ne peut s'y engager.

Ces diverses tentatives provoquent toujours
un état spasmodique des voies urinaires ; cette,
disposition se communique à toute l'économie ;
un accès fébrile se développe, parcourt ses pé-
riodes, et se termine par des sueurs abondantes,
qui font cesser le spasme et remédient aux autres
accidens fébriles. Le malade s'affaiblit de jour en
jour ; son état, loin de s'améliorer, devient plus
fâcheux ; les accès fébriles se renouvellent plus
fréquemment.

Les bains de siége, les applications émollientes à la région hypogastrique, les toniques
fixes à l'intérieur sont mis en usage avec quelques succés ; la santé générale du malade s'amé-
liore ; mais l'état des voies urinaires n'éprouve
aucun changement.

Le chirurgien propose alors de pénétrer dans

la vessie de vive force , avec une sonde d'argent à bec conique ; mais le malade s'y refuse ; il craint que cet instrument soit de nouveau dévié, et ne pénètre dans la crevasse du canal. Il veut attendre que cette ouverture soit bien fermée et bien consolidée. Dans cet intervalle, M.... à qui nous donnions des soins d'amitié, nous témoigne le désir d'être traité de nouveau par le caustique. Il en fait part à son chirurgien, et nous prie de lui préparer des bougies armées.

Vers le 15 du mois de janvier 1809, on commence le traitement en suivant le procédé de Home. Le malade éprouve peu de douleurs des premières applications ; elles n'aggravent point son état, mais ne l'améliorent pas ; l'excrétion des urines éprouve des variations ; la fistule urinaire se rouvre et se ferme alternativement ; des accès fébriles se manifestent par intervalles, et nous forcent de suspendre l'application du caustique. Le malade, entièrement livré à nos soins, voyant que l'usage du caustique ne change rien à sa maladie, est un moment décidé à se laisser sonder; mais le moment qui suit, il ne veut plus, et nous continuons l'application des bougies armées.

Vers les premiers jours du mois de mai de la même année, M... voyant que son état ne s'améliorait point, se décide à quitter Paris; mais, après quelques jours de voyage, il revient sur ses pas. De retour dans cette ville, il reste huit jours à se reposer, et paraît décidé à subir le traitement par la sonde. La fistule urinaire était alors complètement cicatrisée.

Cependant la crainte, que l'opération du cathétérisme lui inspire, le porte à commencer de nouveau l'application du caustique. Nous touchâmes dès-lors régulièrement tous les deux jours, sans obtenir la moindre amélioration dans l'excrétion des urines; cependant la bougie semblait avancer dans la partie rétrécie du canal. Chaque fois que nous retirions l'instrument, nous trouvions son extrémité couverte d'une matière pultacée, d'un gris blanchâtre; et, le lendemain de l'application du caustique, le malade rendait ordinairement de très-petites parcelles aplaties, de même couleur, qui sem‑ blaient être des lambeaux de la petite escarre formée par l'action du caustique.

Enfin, le 28 mai, après trente-cinq applica‑ tions du caustique, l'obstacle fut franchi ; le malade put, tout à coup, uriner par un jet assez gros. Le 30, la bougie préparatoire passa libre‑ ment jusqu'au bulbe de l'urètre, où elle fut arrêtée par un obstacle peu considérable, que trois applications du caustique suffirent pour détruire. Les urines coulèrent dès-lors libre‑ ment, et les mucosités mêlées de pus, qui sor‑ tirent habituellement de l'urètre pendant le cours du traitement, se tarirent peu à peu. La bougie préparatoire, quoiqu'un peu gênée, ayant traversé le second obstacle, nous ne ju‑ geâmes pas à propos de continuer plus long‑ tems l'application du caustique. Depuis cette époque, M... à toujours joui d'une bonne santé; la fièvre à laquelle il était sujet ne s'est plus re‑ produite. Dans le cours du mois d'août 1810, nous avons eu occasion de le revoir, et de passer une bougie préparatoire jusque dans la vessie; mais nous avons observé qu'elle est toujours gênée dans son passage à travers le second obstacle. Pour maintenir le canal dans sa grandeur naturelle, M. a soin de recourir de temps en temps à l'usage d'une bougie simple, qu'il passe jusque dans la vessie et qu'il retire immédiatement.

Nous pensons qu'il est essentiel de remarquer que ce malade n'a presque jamais éprouvé de douleur par l'application du caustique. Cette absence de la douleur lui a fait soupçonner plusieurs fois que le caustique ne valait rien; pour s'en assurer, il s'en frottait les mains, qui ne manquaient pas de devenir noires dans les endroits touchés par le nitrate d'argent.

Durant tout le cours du traitement, nous n'avons pas observé que l'action du caustique eût une influence sensible sur l'excrétion des urines; et nous avons toujours remarqué que les tentatives faites avec des bougies ordinaires, pour pénétrer dans l'obstacle, irritaient beaucoup le malade, et provoquaient presque toujours cet état spasmodique du canal, qui, se communiquant au reste de l'économie, donnait lieu à un accès fébrile complet, dont la moindre durée était ordinairement de douze heures. Ces accès étaient plus ou moins violens, accompagnés d'une soif extrême et de délire ; des sueurs abondantes en marquaient le dernier période, et étaient toujours suivies d'un état de faiblesse plus ou moins grand (1).

Deuxième Observation.

Sur la fin d'octobre 1809, M. V... vint à Paris pour y établir une maison de commerce.

---

(1) Ce malade, le premier que nous ayons traité par le caustique, n'a pas été soumis après le traitement à porter, pendant quelque temps, la bougie préparatoire, comme ceux dont nous aurons occasion de parler ; aussi, le rétrécissement s'est déjà en partie reproduit. Il faut cependant remarquer qu'il y a bientôt dix ans que nous l'avons traité.

Cet homme , habituellement valétudinaire , croyait sa maladie incurable, et était, suivant son expression, résolu de vivre avec son ennemi. En conséquence, il ne voulait plus consulter aucun médecin. Cependant une sœur et une nièce, qu'il avait auprès de lui, demandent, à son insu , à leur hôtesse, de leur procurer un bon médecin. M. Emonnot est mandé; il reconnaît que la maladie de M. V... est une rétention d'urine, par rétrécissement du canal de l'urètre. Cette affection étant du ressort de la chirurgie, M. Emonnot ne veut point se charger du traitement, et donne notre adresse au malade.

M. V... âgé de quarante-cinq ans, d'un tempérament sanguin-lymphatique, et doué d'une bonne constitution, nous dit être affecté d'une rétention d'urine qui durait depuis environ dix ans , et qui avait succédé à trois gonorrhées, dont aucune ne fut traitée par injection. Cette rétention d'urine s'était formée peu à peu. Le jet des urines avait d'abord diminué, chaque jour il était devenu plus fin, et bientôt le malade ne put uriner que goutte à goutte , ou par un filet semblable à celui qui tombe du sabot d'un rémouleur. Souvent même, il ne pouvait rendre les urines sans les excrémens. Le besoin d'uriner se faisait fréquemment sentir. M. V... se réveillait cinq à six fois pendant la nuit, pour ne rendre chaque fois qu'une petite quantité d'urine. La vessie ne se vidait jamais, et un écoulement abondant de mucosités puriformes obligeait le malade à se garnir de linges. Cette affection avait été regardée dans la province , comme le résultat d'une cause interne. Dans les momens de rétention complète, on avait plusieurs fois cherché à introduire une sonde dans la vessie, mais on n'avait jamais pu y parvenir. Les boissons mucilagineuses légèrement nitrées , les bains, les fomentations émollientes réussissaient à relâcher le canal et à faire couler les urines.

Le 27 novembre 1809 , nous essayons d'introduire une sonde fine de gomme élastique , elle est arrêtée par un obstacle vers l'origine du

scrotum. Une bougie fine ne pénètre pas davantage.

Le 28, nous apportons une des bougies, dites
préparatoires, nous l'introduisons, mais elle est
arrêtée par un obstacle à un pouce de distance de
la fosse naviculaire, dans l'endroit qui, au rapport du malade, avait été le siége de la dernière
gonorrhée ; nous ne cherchons point à forcer cet
obstacle, nous proposant de le détruire par le
caustique, afin de nous frayer une route facile
vers le premier, dont nous avons parlé. Comme
le canal était un peu sensible au contact de
la bougie, nous la laissons au malade, en lui
recommandant de la passer de temps en temps,
pendant quelques jours, afin d'habituer le canal
à ce contact.

Le 1.ᵉʳ décembre, nous touchons légèrement
le premier obstacle avec le caustique ; son contact excite une petite cuisson, qui se dissipe
entièrement au bout de trois quarts-d'heure.

Le 5, nous réitérons l'application du caustique, que nous tenons plus long-temps en con-

tact avec l'obstacle. La cuisson est un peu plus forte et se prolonge davantage. Nous ne changeons rien à la manière habituelle de vivre du malade ; il continue à se livrer à ses occupations.

Le 5, nouvelle application , mêmes phéno-mènes, le cours des urines n'est nullement altéré; il y a pendant la nuit deux érections involontaires un peu douloureuses. L'immersion de la verge dans l'eau froide suffit pour faire tomber l'érection. La santé générale du malade est toujours bonne.

Le 7, nouvelle application , mêmes phéno-mènes.

Le 9, *idem.*

Le 11 , la bougie préparatoire franchit le premier obstacle, et est arrêtée par le second où étaient parvenues la sonde, et la bougie fine , dont nous avons parlé. Le second obstacle est touché ; mêmes phénomènes , même état du malade.

Le 13 et le 15, nouvelles applications, mêmes phénomènes.

Le 17 , *idem.* Les érections nocturnes involontaires cessent. Nous continuons, régulièrement tous les deux jours, l'application du caustique. La douleur que le malade éprouve est tantôt plus, tantôt moins vive, et se prolonge plus ou moins. Nous limitons la durée de l'application depuis une demi-minute jusqu'à une minute, suivant la douleur que le malade éprouve. Les urines coulent avec plus de facilité le jour où l'obstacle est touché par le caustique. Le lendemain, elles coulent moins facilement, nous en reconnaissons la cause dans l'escarre qui se détache, et que le malade rend par petites parcelles d'un gris blanchâtre que l'on voit et que l'on peut toucher.

Le 6 décembre, la bougie préparatoire franchit le second obstacle, et en rencontre un troisième vers le bulbe de l'urètre. Le même jour, application du caustique à ce nouvel obstacle ; il n'en résulte aucun phénomène particulier. Le lendemain, le malade rend un lambeau membraniforme, long d'environ six lignes, et large de deux. Ce lambeau, d'un blanc grisâtre, et assez consistant, ressemble à une portion de fausse membrane, et paraît être le résultat de mucosités épaissies, organisées sous la forme membraneuse.

Le 8, nouvelle application du caustique. Il n'arrive rien de particulier. Le lendemain, nouveau lambeau membraniforme rendu avec les urines.

Le 10, les urines coulent par un jet un peu plus fort. Le lendemain, l'excrétion de ce liquide est plus difficile. Le malade rend chaque jour quelques petites parcelles d'escarre; qu'il est bien facile de distinguer, par la forme et la couleur, des lambeaux membraniformes, dont nous venons de parler. — *Continuation du traitement.*

Le jet des urines grossit chaque jour un peu; le lendemain de l'application du caustique, le cours des urines est toujours un peu embarrassé par les portions d'escarre qui se détachent

Jusqu'au 20, nous continuons régulièrement

l'application du caustique tous les deux jours ;
il ne se passe rien de particulier. Le 20, nous en
prolongeons l'application plus long-temps qu'à
l'ordinaire. La douleur est un peu plus vive ;
cependant elle se calme insensiblement, comme
de coutume, et trois heures après l'opération ,
elle cesse complètement. Le malade dîne, il
éprouve un mal-aise, il veut uriner, et ne peut
rendre qu'une petite quantité d'urine avec difficulté. Un sentiment de spasme se fait sentir
dans les voies urinaires, se propage à toute l'é-
conomie. Le froid , le frisson s'emparent du
malade, et annoncent un accès de fièvre ; le froid
est violent, et se prolonge ; le besoin d'uriner se
fait sentir avec force ; le malade fait des efforts
pour satisfaire ce besoin , et, tout à coup, les
urines partent avec rapidité, par un jet qui
remplit le canal et forme l'arcade (1). La vessie,
pour la première fois, depuis dix ans, se vide

____

(1) Le jet fut si fort , que le bruit qu'il fit fut
entendu par les personnes qui étaient dans la pièce
voisine.

complètement.

complètement (1). Cependant l'accès fébrile continue; au froid succèdent la chaleur et la sueur. La langue est sèche et rouge sans paraître vernie. Il y a un délire lucide continuel , et une loquacité extrême , qui est à charge au malade lui-même , et qu'il cherche à empêcher , en se tenant la langue avec les doigts. Cet accès dure douze heures.

Le 22 , la bougie préparatoire pénètre dans la vessie. Le soir du même jour , nous venons la passer de nouveau ; nous la fixons à la verge , et nous recommandons au malade de la garder le plus long-temps qu'il pourra. Au bout de quatre heures , le besoin d'uriner se fait sentir, le malade retire la bougie, rend les urines à plein canal , et la vessie se vide complètement.

Le 23 , nous passons une bougie pour la lais-

____

(1) On jeta les urines avant que je fusse arrivé auprès du malade , en sorte que je n'ai pas pu examiner si elles contenaient quelques portions d'escarre , ce qui est très-probable.

7

ser à demeure ; le malade la garde six heures.

Nous continuons de même le 24 ; le 25, le malade est obligé de repartir pour son pays, nous lui donnons plusieurs bougies préparatoires, en lui recommandant d'en passer tous les soirs une, et de la garder pendant la nuit, jusqu'à ce qu'il n'y ait plus aucun écoulement par l'urètre.

Le malade suivit exactement nos conseils. Au bout de quinze jours, l'écoulement fut entièrement tari. Deux mois après, il revint à Paris ; nous voulûmes alors nous assurer dans quel état se trouvait le canal de l'urètre. Nous introduisîmes une des bougies préparatoires, et nous parvînmes dans la vessie avec une facilité extrême (1).

____

(1) Ce malade n'a point éprouvé de récidive, il urine toujours à plein canal ; il a rendu, depuis son traitement, deux ou trois calculs urinaires, de la grosseur d'un noyau de cerise. Il y a deux ans qu'il a été vu par le professeur Dupuytren, qui a opéré sa femme avec succès, d'un cancer qu'elle portait au sein.

Durant tout le cours du traitement, le malade, qui fait le sujet de cette observation , eut
un écoulement très-abondant de mucosités,
mêlées d'une matière vraiment purulente , qui ,
probablement, était le résultat de la suppuration
établie par la nature, pour séparer les escarres
faites par le caustique.

RÉFLEXIONS.

Ce dernier malade, quoique beaucoup moins
nerveux que le premier, était cependant sujet ,
comme lui, à des accès irréguliers de fièvre intermittente. Chez tous les deux, la fièvre avait
le même caractère. Elle commençait toujours
par un état de spasme, qui, des voies urinaires,
se propageait au reste de l'économie, et excitait
un mal-aise général, lequel précédait ordinairement, de plusieurs heures, le développement
de l'accès fébrile. A cet état de spasme succé-
daient le froid et les frissons , quelquefois avec
tremblement, suivant la violence de l'accès.
Durant cette période , la soif était intense ,

7 *

et le malade avait plus ou moins de délire.

La durée de cette période était variable ; en général, elle était de plusieurs heures. Une chaleur sèche, très-incommode, lui succédait ; la soif et le délire continuaient, en diminuant cependant à mesure que la période de la sueur approchait. Une fois la sueur établie, la soif subsistait à peine, le délire cessait ; et si la sueur était abondante, et suffisamment prolongée, elle ramenait le malade à l'état de santé habituel. Si, au contraire, la sueur ne s'établissait pas d'une manière complète ; ou si, par une cause quelconque, elle était arrêtée dans son cours, il se formait un nouvel accès fébrile, qui se développait aussi régulièrement que le premier, et donnait à la maladie le caractère de fièvre subintrante. Des médecins du plus grand mérite, qui furent appelés pour donner des soins au premier des deux malades, dont nous venons de parler, prirent cette fièvre, purement symptômatique, pour une fièvre pernicieuse, et administrèrent jusqu'à une demi-livre de quinquina par jour.

Rien, en effet, ne ressemble plus à la fièvre pernicieuse que cette fièvre symptômatique, tant
par la nature même de ses symptômes, que par
l'état qui lui succède. Une altération bien sensible des traits, et une plus ou moins grande
faiblesse se remarquent, presque toujours, à la
suite de ces accès. Il faut cependant avouer que
l'état de l'estomac a une grande influence sur la
reproduction des accès : lorsqu'il est faible,
qu'il remplit mal ses fonctions; que les digestions sont longues et pénibles, soit parce que
l'estomac est débilité, soit parce qu'on lui donne
plus d'alimens à digérer que ses forces ne le
comportent, ou des alimens de difficile digestion
par leur nature, alors les accès se reproduisent
plus fréquemment, et les toniques, en remon-
tant les forces de l'estomac, contribuent d'une
manière évidente à éloigner les accès, et à les
rendre moins violens. Mais tant que la cause qui
les provoque n'est point détruite, c'est-à-dire,
tant que le malade conserve le rétrécissement
de l'urètre, il reste exposé aux accès fébriles ner-

veux, dont nous venons de parler, et tous les fébrifuges possibles ne peuvent être regardés que comme des moyens palliatifs.

Nous avons cru devoir nous étendre un peu sur cette espèce de fièvre, à laquelle les malades affectés de rétention d'urine, par rétrécissement du canal de l'urètre, sont sujets, afin d'éveiller, à cet égard, l'attention des médecins qui, se méprenant sur la nature de la fièvre, tourmentent souvent les malades par une médecine infructueuse, et ont la double douleur de les voir souffrir, et de trouver leur savoir en défaut.

Troisième Observation.

Pendant le traitement de ce deuxième malade, nous avons donné des soins à M. Cl... restant rue de Richelieu. Ce malade fit venir d'Angleterre l'ouvrage de Home, et voulut se mêler du traitement. Comme nous n'étions point encore familier avec ce mode de traitement, nous nous sommes laissé influencer par ce malade ; nous agissions avec crainte et indécision ; de sorte que, quoique M. Cl... fût peu sensible à l'action du caustique, non seulement il n'a retiré aucun avantage du traitement, mais encore l'ouverture extérieure de l'urètre s'est rétrécie ; le jet des urines est, du reste, demeuré à peu près dans le même état. Nous avons fait, sur ce malade, deux observations, qui nous ont été fort utiles pour ceux que nous avons eu à traiter depuis, savoir : 1.° S'il existe deux obstacles, quoique l'on puisse facilement franchir le premier, en pressant un peu, il faut le détruire complètement avant de chercher à toucher le second. 2.° Il ne faut jamais essayer de franchir un obstacle, en poussant, avec une certaine force, la bougie préparatoire, nous en avons dit la raison précédemment ; c'est pour avoir agi d'une manière contraire à ces deux préceptes, que nous avons échoué dans le cas dont il s'agit. C'est sans doute de ce malade dont on a voulu parler, lorsqu'on a dit que nous avions eu des *revers*. Si c'est avoir un revers que de ne pas guérir un malade, on a eu raison de le dire; mais ce malade avait déjà subi un ou deux traitemens par la sonde, il avait eu des dépôts gangréneux, suite d'une infiltration urinaire; et, malheureusement pour lui et pour nous, il a voulu se mêler du traitement; néanmoins, des revers de cette nature ne sont certainement pas comparables à ceux que les plus habiles praticiens ont quelquefois eu par l'un des deux autres modes de traitement, surtout par celui de la sonde, nous voulons parler de la mort des malades.

Quatrième Observation.

M. A... de Nantes, âgé de soixante ans (1), et doué d'une bonne constitution, était affecté, depuis dix ans, d'une rétention incomplète d'urine. Cette rétention s'était formée, peu à peu, à la suite de plusieurs gonorrhées, et re-

---

(1) Ce malade nous a été adressé par M. le docteur Pariset, notre collègue au Conseil de salubrité.

connaissait, pour cause immédiate, deux rétrécissemens du canal de l'urètre. Le malade, dans
cet espace de temps, avait employé successive-
ment, un traitement par les sondes et un par les
bougies; mais il n'en avait obtenu qu'un faible
succès, quoiqu'il eût porté des sondes et des
bougies du plus gros calibre. Dans les deux cas,
la maladie s'est reproduite, malgré la précaution
qu'il avait de passer de temps en temps une
bougie.

A l'époque où ce malade s'est confié à nos
soins, il ne pouvait uriner que par un jet très-
fin, quelquefois bifurqué, et souvent inter-
rompu. Il sentait, très-distinctement, les urines
s'arrêter derrière l'obstacle le plus voisin de la
vessie. Il en facilitait alors la sortie en compri-
mant et allongeant la verge. L'excrétion de ce
liquide était, comme chez tous les malades qui
sont affectés de la même maladie, influencée
d'une manière très-marquée par l'état de l'estomac, par le régime et par l'action de la température extérieure, et des vicissitudes atmosphé-

riques. Le temps froid et humide, les digestions laborieuses rendaient toujours l'excrétion des urines plus difficile.

Le 14 mai 1811, la santé générale du malade étant très-bonne, nous commençâmes la première application du caustique, sans aucune précaution préalable, limitant la durée de l'application sur le degré de sensibilité que témoigna le malade. Il ne se passa rien de particulier.

Le 16, seconde application, il n'y eut rien de remarquable relativement à la douleur produite durant l'opération, ni à l'excrétion des urines. Un écoulement de matières muqueuses puriformes commença à se manifester. Il y eut, durant la nuit, une érection légèrement douloureuse.

Le 18, nouvelle application ; l'écoulement des matières muqueuses puriformes augmenta, et continua d'avoir lieu d'une manière abondante durant tout le cours du traitement. Il y eut, pendant la nuit, deux érections un peu plus douloureuses que celle qui eut lieu dans la nuit du 16.

Après la septième application du caustique, la bougie préparatoire parvint au second obstacle, qui fut touché le 27.

Le 30, nouvelle application qui, sur la demande du malade, fut prolongée un tiers au-delà du temps ordinaire. Vers le soir, le cours des urines fut plus difficile que de coutume; cependant les bains de siége parvinrent à rendre les urines à leur cours habituel. Il ne se passa, du reste, rien de particulier.

Jusqu'au 22 juin, les applications du caustique furent continuées régulièrement tous les deux ou trois jours, suivant que les occupations du malade le permirent. Le jet des urines devint peu à peu plus volumineux. L'écoulement de matières muqueuses puriformes continua avec abondance, et de temps en temps le malade rendoit, avec les urines, de petites parcelles membraniformes, blanchâtres, que nous regardâmes comme de petites escarres produites par le caustique.

Le 22 , sur la demande du malade qui désirait retourner promptement à Nantes , nous prolongeâmes l'application du caustique le double du temps ordinaire; la douleur ne fut guère plus vive que de coutume. Le malade marcha beaucoup dans le cours de la journée et vers le soir; il ne put rendre que très difficilement une petite quantité d'urine. Effrayé de cette circonstance, il nous fit appeler à onze heures du soir. Nous le trouvâmes très-inquiet de son état, mais n'éprouvant ni douleur locale au point touché, ni mouvement fébrile , la vessie n'était point élevée au dessus du pubis. Nous rassurâmes M. A.... sur son état, et nous lui prescrivîmes une potion calmante et l'usage des bains de siége.

Le 23, les urines avaient repris leur cours habituel. Le 24, le jet fut plus fort qu'il n'avait été jusqu'alors, et entraîna un lambeau d'escarre épais d'une bonne demi-ligne.

Le 4 juillet, la bougie préparatoire franchit le second et dernier obstacle, et les urines coulèrent à plein canal.

Durant tout le cours du traitement, M. A...., n'eût pas le moindre mouvement fébrile, et ne se plaignit jamais d'éprouver beaucoup de douleur, même dans les cas où nous avons prolongé l'application du caustique plus que de coutume. L'écoulement de matières muqueuses puriformes fut toujours très-abondant ; trois ou quatre fois, il sortit quelques gouttes de sang du canal, et jamais l'excrétion des urines ne fut entièrement interrompue.

Le 24 juillet, le malade, étant à la veille de son départ, nous fit demander ; et nous dissipâmes quelques inquiétudes qu'il avait encore sur son état, en introduisant, avec une extrême facilité, jusques dans la vessie, une sonde de gomme élastique sans mandrin. Cette sonde était du calibre du canal de l'urètre (1).

____

(1) Ce malade nous écrivit l'année dernière , pour nous demander des bougies armées , avec lesquelles il voulait , disait-il , traiter quelques-uns de ses amis , qui étaient affectés de la même maladie que lui. Nous

Depuis que ce mémoire a été publié dans le Journal de Médecine, nous avons appris du second malade M. V... qui est actuellement à Paris, que le docteur Stichilberger, médecin à Bâle en Suisse, a traité et guéri un malade affecté d'une rétention d'urine par rétrécissement du canal de l'urètre, en se servant des bougies armées dont nous fîmes un envoi à M. V..... au commencement de l'année 1811; ce malade est au rapport de M. V.... le seul que le docteur de Bâle ait traité (1).

augurâmes de sa demande qu'il se trouvait bien de notre traitement. Ce quatrième malade est le dernier pour lequel nous nous sommes servi des bougies emplastiques pour porter le caustique.

(1) Il s'agit d'un mémoire, que nous avons inséré dans le Journal général de Médecine, chirurgie, pharmacie, de la Société de médecine du département de la Seine.

Cinquième Observation.

M. Casanova nous fut adressé par le docteur Carre, durant le cours de l'été 1810 ; la rétention d'urine existait depuis trois ans, huit applications ont suffi pour détruire l'obstacle. Le traitement de ce malade n'a rien offert de particulier, et il n'y a pas eu de récidive.

Sixième Observation.

M. G..... âgé de 5o ans, d'un tempérament nerveux, capitaine quartier-maître, habitant Chartres en Normandie, était affecté d'une rétention d'urine depuis huit à neuf ans ; un obstacle, situé à la courbure de la verge, était la cause de cette maladie qui avait fait de tels progrès, que le malade ne pouvait plus uriner que par un filet très-fin, et souvent goutte à goutte. Pour faciliter l'issue des urines, il parvenait quelquefois à introduire une bougie de gomme élastique très-fine qu'il laissait séjourner quelques heures dans le canal. Dans un cas de rétention complète, M. G..... se décida à subir un traitement par les sondes ; mais après avoir porté la première sonde pendant huit jours, ne pouvant plus résister aux douleurs et aux accès violens de fièvre nerveuse qui étoient provoqués par le séjour de ce corps étranger dans l'urètre et la vessie, il l'arracha, bien résolu de mourir plutôt que de recommencer un pareil traitement (ce sont les expressions du malade). Le 14 février 1811, nous avons commencé le traitement par le caustique en touchant régulièrement tous les deux jours. Vingt-deux applications suffirent pour détruire l'obstacle. Ce malade n'éprouva pas le moindre accident durant tout le cours du traitement, qui fut terminé par l'usage du moule, comme il a été dit précédemment.

Nous avons revu M. G.... six ou huit mois après le traitement, il n'y avait point eu de récidive, et quoique nous n'ayons point reçu de ses nouvelles d'une manière directe, nous avons su, par des malades qu'il nous a adressés, qu'il se portait toujours bien.

Septième

(115)

Septième Observation.

M. de V.... employé à l'intendance des bâti-
mens de la couronne, était atteint, depuis dix-
huit mois, d'une rétention d'urine qui avait succédé à une gonorrhée. Le jet des urines était
extrêmement fin, souvent bifurqué, la vessie ne
se vidait jamais, en sorte que le besoin d'uriner
réveillait souvent le malade jusqu'à six et huit
fois pendant la nuit. L'obstacle existait vers le
bulbe de l'urètre, et nous a paru n'être qu'une
simple jetée membraniforme, puisque quatre
applications du caustique ont suffi pour le détruire, nous n'avons pas cru qu'il fût nécessaire,
dans ce cas, de faire usage du moule. En effet,
la maladie n'a pas récidivé ; nous avons traité
ce malade dans le courant de l'hiver de 1811.

Huitième Observation.

M. L'hernault, employé à la trésorerie, sec-
tion de la marine, d'un tempérament sanguin
lymphatique, était depuis 4 à 5 ans affecté

8

d'une rétention d'urine, produite par un obstacle situé à la racine de la verge. Nous avons
touché cet obstacle régulièrement tous les deux
jours, quatorze applications ont suffi pour le
détruire, sans qu'il soit survenu le moindre
accident : nous avons fait usage du moule que
le malade s'introduisoit tous les soirs en se cou-
chant, et qu'il gardait quelquefois toute la nuit,
il n'y a point eu de récidive. Chez ce malade,
le jet des urines a augmenté dès les premières
touches.

M. L'hernaut a été traité sur la fin de l'au-
tomne en 1811, nous avons traité en même
temps, et avec le même succès, M. Vanaker,
l'un des directeurs de l'Académie du commerce.

Neuvième Observation.

Au printemps de 1812, nous avons traité par
le caustique M. Levacher, commis de M. Pan-
kouke, éditeur du Dictionnaire des Sciences médicales. Ce malade était tourmenté, depuis environ sept ou huit ans, d'une rétention d'urine qui

devenait complète, dès qu'il faisait le moindre excès. L'usage des sondes et des bougies n'avait jamais produit qu'un soulagement momentané. L'obstacle existait à la courbure de la verge, dix-sept applications ont suffi pour le détruire; il n'est survenu aucun accident. Le malade a continué de vaquer à ses occupations habituelles; il n'y a point eu de récidive.

Dixième Observation.

Je soussigné certifie, qu'ayant consulté plusieurs chirurgiens de la capitale, pour une rétention d'urine, occasionnée par le rétrécissement du canal, et voulant me soumettre au traitement par le caustique, ces chirurgiens m'avaient détourné de cette intention, en me faisant craindre de m'exposer à des accidens graves; cependant, comme j'avais déjà employé le traitement des sondes et des bougies, et que la maladie récidivait toujours au bout de deux mois; je me déterminai à subir le traitement par le caustique, qui a été employé par M. Petit. Ce

traitement a commencé le 15 septembre 1814,
et a été fini le 25 octobre suivant, sans que j'aie
éprouvé le moindre accident et sans avoir été
arrêté un seul jour chez moi.

A Paris, ce 5 novembre 1814.

Le Riche,

Capitaine au régiment de Condé.

Nous avons prié ce malade de nous donner
un certificat, pour des raisons particulières qu'il
est inutile de faire connaître.

Chez ce malade, le jet des urines augmenta
dès la première touche. L'obstacle existait à la
courbure de la verge.

Onzième Observation.

M. Binard, âgé de 55 ans, graveur sur mé-
taux, nous fut adressé par le docteur Bélo. Ce
malade, d'un tempérament nerveux, était affecté
d'une rétention d'urine depuis près de dix ans,
il avait fait un traitement par les sondes ; au bout
de quelques mois, la maladie ayant récidivé, il

se servit dès-lors de bougies fines pour faciliter l'issue des urines, qui ne sortaient habituellement, que par un jet fin, tantôt bifurqué, tantôt en arrosoir, et souvent goutte à goutte. Il éprouvait fréquemment des douleurs sur les côtés du ventre et dans les reins. Ces douleurs lui paraissaient occasionnées par la difficulté qu'il éprouvait à rendre les urines.

Nous avons commencé le traitement par le caustique le 20 janvier 1815; il a été terminé le 10 mars suivant; les applications ont été réitérées tous les deux, trois, ou quatre jours; ce malade était d'une constitution faible, et très-irritable; deux obstacles s'opposaient au cours des urines; l'un était situé à la courbure de la verge, et l'autre à l'entrée du bulbe de l'urètre. Le jet des urines n'augmenta que lorsque nous touchâmes le second obstacle, qui fut détruit par sept applications du caustique. Ce malade n'a point eu de récidive.

Douzième Observation.

M. Baudet, âgé de cinquante ans, d'un tempérament bilioso-nerveux, était, depuis six à sept ans, atteint d'une rétention d'urine, occasionnée par deux obstacles, dont l'un, dur, étendu, était situé à la racine de la verge, et l'autre existait vers le milieu du bulbe de l'urètre; la difficulté à uriner était très-grande, et le malade éprouvait des douleurs fort vives lorsqu'il voulait uriner ; il rapportait constamment ces douleurs vers le col de la vessie. Les applications furent réitérées tous les deux, trois, ou quatre jours, suivant l'état du malade. Le traitement commença le 16 juin 1815, et le dernier obstacle ne fut franchi que le 29 septembre suivant. Il n'y eut pas la moindre amélioration dans le cours des urines, pendant toute la durée du traitement. Les douleurs, pour uriner, ne firent que devenir plus vives, au lieu de diminuer, et le dernier obstacle ayant été franchi, nous vîmes, avec surprise, que le malade n'urinait pas mieux, et éprouvait toujours la même douleur chaque fois qu'il voulait uriner. L'urètre étant libre, puisqu'une sonde du calibre du canal parvenait facilement dans la vessie, nous avons dû rechercher la cause d'un pareil phénomène; et, comme la suppuration, qui accompagne toujours le traitement par le caustique, avait été constamment plus abondante et plus fétide que de coutume, nous avons supposé qu'il pouvait exister une crevasse au canal, entre le col de la vessie et le dernier obstacle détruit, et que les urines, en s'infiltrant dans le voisinage, causaient de la douleur, et alimentaient un dépôt, dont la suppuration s'échappait à l'intérieur du canal, vraisemblablement par la même ouverture qui recevait les urines, au moment où elles étaient chassées de la vessie. Pour nous assurer de l'état des choses, nous fîmes coucher le malade, et ayant porté le doigt indicateur de la main gauche dans le rectum, nous trouvâmes, vers sa partie supérieure, une tumeur, peu douloureuse au touclier, qui s'étendait latéralement, d'une branche du pubis à l'autre, enveloppant une portion de l'intestin, et se portant, d'avant en arrière, depuis la partie interne de la marge de l'anus, jusqu'en arrière du col de la vessie.

Cette exploration ayant confirmé nos soupçons, nous avons mis le malade à l'usage des demi-lavemens émolliens et des bains de siége de même nature, en lui recommandant de ne jamais uriner qu'en se servant de la sonde, qu'il laissait à demeure pendant la nuit.

Ce malade qui, depuis long-temps, était à l'usage d'un régime débilitant et des boissons délayantes, en proie à des insomnies provoquées par le besoin fréquent d'uriner, et entretenues par les douleurs vives qui accompagnaient l'émission des urines, se trouva très-affaibli, quoique durant le cours du traitement nous eussions plusieurs fois prescrit l'usage des toniques, et particulièrement du quinquina; mais les urines prenant alors plus d'âcreté, et les douleurs, provoquées par leur sortie, devenant plus vives, le malade se remettait, de lui-même, à l'usage des boissons adoucissantes.

Une fois que la sonde fut parvenue dans la vessie, nous mîmes le malade à l'usage d'une potion tonique, de la thériaque, et du quinquina en poudre, à prendre entre deux soupes, et nous cessâmes quelques jours après de voir M. Baudet qui est très-bien portant aujourd'hui.

Treizième Observation.

M. C.... officier d'artillerie, âgé de 45 ans, avait une rétention d'urine depuis six à sept ans. Un obstacle existant vers la courbure de la verge, était la cause de cette affection. Un dépôt uri-neux, qui se forma, et se reproduisit deux ou trois fois par an, nécessita autant de fois l'usage des sondes, qui servit à remplir l'indication du moment, et laissa toujours le malade exposé à la récidive.

Appelé auprès de M. C... le 20 mai 1816, nous le trouvâmes ayant de la difficulté à uriner;

un dépôt urineux commençait à se former vers le périnée, près des bourses ; les jours suivans, le dépôt s'accrut, et s'étendit à tout le périnée, et à une partie du scrotum. Le huitième jour, il s'ouvrit spontanément vers le tiers inférieur du scrotum, et donna issue à une grande quantité de pus très-fétide, mêlé d'urine. Au bout de quatre à cinq jours, l'abcès fut complètement dégorgé ; il ne resta plus qu'une fistule urinaire. Notre premier soin, après avoir ordonné l'application des cataplasmes émolliens, sur le dépôt qui se formait, fut d'introduire une sonde fine de gomme élastique, ce que nous fîmes avec assez de facilité, sans nous servir de mandrin.

Dès que l'abcès fut ouvert et dégorgé ; nous commençames à toucher l'obstacle. Pour cela, nous enlevâmes la sonde, que le malade se réintroduisait facilement, lorsqu'il voulait uriner ; onze touches suffirent pour détruire l'obstacle. A la sonde fine, dont le malade faisait usage, nous substituâmes alors une sonde du calibre du canal, que le malade porta pendant la nuit, jusqu'au moment où il ne sortit plus la moindre trace de suppuration du canal de l'urètre.

La fistule urinaire, qui avait succédé au dépôt urineux, se cicatrisa durant le cours du traitement, et M. C.... qui est actuellement à Metz, n'a point éprouvé de récidive.

Quatorzième Observation.

M. T... doreur, âgé de 40 ans, était affecté depuis deux ans, d'une rétention d'urine produite par un obstacle ou rétrécissement, qui existait vers la racine de la verge. L'excrétion des urines ne pouvait avoir lieu que par un jet très-fin, souvent bifurqué, et quelquefois seulement goutte à goutte. Ce malade n'avait encore fait usage ni de bougies, ni de sondes, lorsque le 9 janvier 1817 il se confia à nos soins.

Après avoir exploré l'urètre avec une sonde de gomme élastique du même calibre que ce canal, et nous être assuré du point où se trouvait l'obstacle, nous laissâmes cette sonde au malade, en lui recommandant de se l'introduire une ou deux fois par jour jusqu'à l'obstacle, afin d'habituer l'urètre au contact de ce corps étranger.

Le cinquième jour, nous touchâmes légèrement l'obstacle, et il ne survint rien de remarquable; deux jours après nous fîmes la seconde application; le lendemain les urines coulèrent avec plus de facilité et par un jet plus fourni et plus soutenu. Les applications furent continuées tous les deux jours; le jet des urines s'améliora chaque jour, et après la huitième application, les urines coulèrent à plein canal, et la sonde exploratrice franchit le point où se trouvait l'obstacle, sans en rencontrer la moindre trace.

Quinzième observation. (Depuis la lecture du mémoire à l'Institut).

M. N.... âgé de 36 ans, ami particulier du docteur Magendie, a été guéri, par six applications, d'une rétention d'urine qui durait depuis huit à dix ans; les applications ont été faites tous les trois jours ; l'obstacle existait vers la partie moyenne du canal. Ce malade avait déjà fait usage des bougies ordinaires , sans en avoir obtenu d'autre bienfait, qu'une amélioration passagère dans son état ; il se disposait à sacrifier deux ou trois mois à suivre un traitement complet par les bougies , lorsqu'il s'est déterminé à se confier à nos soins.

Seizième Observation.

Un malade, (employé aux bureaux de la correspondance de la poste aux lettres), qui nous a été adressé par M. Leroux , doyen de la faculté , fut guéri par quatre applications.

Dix-septième Observation.

M. ***, âgé de quarante ans , était affecté , depuis environ douze ans , d'une rétention d'urine, pour laquelle il avait reçu les soins de trois des plus habiles chirurgiens de la capitale ; mais , deux à trois mois après avoir porté les sondes du plus gros calibre, il se retrouvait dans

le même état qu'avant de commencer le traitement. Désespéré de se voir, pour toujours, voué
à une vie languissante et douloureuse, il ré-
sistait avec peine au désir de se suicider, pour
mettre un terme plus prompt à ses souffrances.
Lorsque ce malade nous fit demander, il n'urinait que par un jet très-fin souvent bifurqué,
et quelquefois seulement goutte à goutte. Une
crevasse, qui avait existé autrefois vers la deuxième courbure de la verge, s'était ouverte, et
les urines s'étoient infiltrées dans le tissu cel-
lulaire qui entoure les corps caverneux de la
verge, et s'étaient portées jusqu'au-dessus du
pubis. Comme ces parties avaient déjà été plusieurs fois le siége d'une pareille infiltration,
elles s'étaient, en quelque sorte, habituées au
contact de l'urine, de manière que la présence
de ce corps étranger était peu douloureuse, et
ne fut point suivie d'inflammation. L'urine in-
filtrée, et plus particulièrement accumulée vers
certains points, y formait des tumeurs dures et
volumineuses, que le malade appelait des *blocs*.

La verge se trouvait enfoncée au milieu de ces
blocs qui la retenaient, lorsqu'on voulait l'étendre. Trois de ces tumeurs étaient surtout très-
apparentes : l'une avait son siége au périnée ;
l'autre était triangulaire et placée entre les
bourses, de manière que sa base reposait sur le
canal de l'urètre et sur les corps caverneux de
la verge ; la troisième se trouvait au-dessus du
pubis. Un premier obstacle existait vers le milieu
de la verge, au niveau du second bloc dont nous
venons de parler ; il était épais et si dur, que la
sonde d'argent , en frappant contre cet obstacle , faisait entendre le même bruit que si elle
eût frappé contre du marbre. Le malade nous
assura qu'il existait , plus en arrière , vers le
périnée , un second obstacle : nous le rencon-
trâmes, en effet, après avoir détruit le premier :
c'étoit un véritable rétrécissement long d'environ
deux pouces. En arrière de ce retrécissement, il
existait une sorte de petite poche, formée aux
dépends des parois de la partie bulbeuse du
canal, et qui avait , sans doute, été produite

par les efforts que le malade faisait pour chas-
ser les urines , lesquelles , arrivant à plein canal
derrière le rétrécissement , faisaient supporter
aux parois saines de l'urètre, l'impulsion qu'elles
avaient reçue de la vessie. Il résultait de cette
disposition que , lorsque le malade avait fini d'u-
riner, il s'écoulait, à son insu , une assez grande
quantité d'urine , pour l'obliger à se garnir de
linges , et à les couvrir d'un taffetas gommé pour
ne pas mouiller ses vêtemens.

M. C*** était dans l'état que nous venons de
décrire, lorsque nous avons commencé le traitement par le caustique. Déjà nous avions fait
quinze applications , lorsqu'un des chirurgiens
qui lui avaient donné des soins, et qui était
devenu l'ami de la maison, vint le voir. Imbu
du préjugé commun, ce chirurgien peignit à
M. C....., avec les couleurs les plus noires , tous
les dangers qu'il avait à courir en se soumettant
à notre traitement. La réponse du malade fut
simple : « Déjà , dit-il, quinze applications ont
été faites, et mon état, loin de s'aggraver, s'est
amélioré;

amélioré ; les applications sont peu douloureuses, et j'ai l'espoir de guérir ».

Le traitement de ce malade a été long ; nous
avons été obligé de faire de nombreuses applications, tant à cause de la nature que par rapport
à l'étendue des obstacles. On conçoit que nous
avons dû souvent éloigner ces applications et
quelquefois les suspendre ; néanmoins, pendant
près d'un an que le traitement a duré, le malade
n'a pas été retenu, en tout, douze jours chez lui.
Il n'est survenu aucun accident ; les infiltrations
se sont dissipées sans le secours de la sonde ; la
verge a repris sa souplesse naturelle. L'incommodité de rendre les urines, après avoir vidé
complètement la vessie , existait encore, lorsque
nous avons terminé le traitement (au commencement d'août 1817). Cette incommodité s'est
dissipée peu à peu, au point que le malade n'est
plus obligé de se garnir. M. C..... a repris de
l'embonpoint et sa gaîté ordinaire. Nous l'avons
revu, il y a huit ou dix jours (avril 1818) ; son

état se soutient, et il n'a certainement plus le désir de se détruire.

Nous pourrions accumuler encore de nouvelles observations que nous avons recueillies depuis l'époque où nous avons eu l'honneur de présenter notre mémoire à l'Institut ; mais ces observations n'offrent rien de remarquable ; d'ailleurs le dernier malade, dont nous venons de rapporter très-rapidement l'histoire, était dans un état tel, que l'on peut raisonnablement présumer qu'il n'est peut-être pas de malade, affecté de l'espèce de rétention d'urine dont il a été question dans le cours de ce mémoire, qui ne puisse espérer un retour complet à la santé, au moyen du traitement par le caustique sagement administré.

FIN.